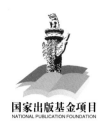

消化系统疾病 X 线 /CT 图文详解丛书

总主编　滕皋军　高剑波

大肠病例图鉴

主编　孙应实　董军强

郑州大学出版社

图书在版编目（CIP）数据

大肠病例图鉴 / 孙应实，董军强主编. -- 郑州：郑州大学出版社，2024.1
（消化系统疾病 X 线/CT 图文详解丛书 / 滕皋军，高剑波总主编）
ISBN 978-7-5773-0188-4

Ⅰ. ①大… Ⅱ. ①孙…②董… Ⅲ. ①大肠 – 肠疾病 – 影像诊断 Ⅳ. ①R574.604

中国国家版本馆 CIP 数据核字（2024）第 008656 号

大肠病例图鉴
DACHANG BINGLI TUJIAN

项目负责人	孙保营　李海涛	封面设计	苏永生
策 划 编 辑	陈文静	版式设计	苏永生
责 任 编 辑	吕笑娟	责任监制	李瑞卿
责 任 校 对	张　楠		

出版发行	郑州大学出版社	地　　址	郑州市大学路 40 号（450052）
出 版 人	孙保营	网　　址	http://www.zzup.cn
经　　销	全国新华书店	发行电话	0371-66966070
印　　刷	河南瑞之光印刷股份有限公司		
开　　本	889 mm×1 194 mm　1 / 16		
印　　张	14	字　　数	360 千字
版　　次	2024 年 1 月第 1 版	印　　次	2024 年 1 月第 1 次印刷

书　　号	ISBN 978-7-5773-0188-4	定　　价	126.00 元

序　言

　　2021 年国务院办公厅印发的《关于推动公立医院高质量发展的意见》提出要以满足重大疾病临床需求为导向建设临床专科，重点发展影像等临床专科，以专科发展带动诊疗能力和水平提升。精准医疗，影像先行，随着医学影像技术的突飞猛进，影像学检查已超越单纯基于解剖、形态和结构的疾病诊断，转向包含病灶功能、代谢、微环境和分子生物学特征等在内的综合影像评价。医学影像可以提供多方位的诊断角度、诊断方式，对临床疾病起到诊断、鉴别和治疗的作用。随着社会发展、环境变迁及人们生活方式的变化，消化系统疾病的发病率居高不下，X 线/CT 等影像技术已成为消化系统疾病早期筛查、早期精准诊断、临床治疗决策、疗效及预后评估的有力工具和核心支撑技术。鉴于 X 线/CT 等影像技术在消化系统疾病的应用日益重要，应大力促进中国特色消化系统疾病 X 线/CT 学科体系建设与发展。学科体系的构建是一个逐渐完善的过程，其中教材体系的建设能够为学生及医学影像从业人员提供学习材料，为学科的发展提供支持和保障。

　　近年来，医学影像学教材与专著出版盛行，多聚焦疾病 CT 征象，但是鲜有以临床病例为启发点，提供丰富影像学信息与其他临床资料的图谱类书籍。此外，目前我国尚缺少全面、系统介绍消化系统疾病 X 线/CT 诊断的医学专著。为此，我们组织国内医学影像学专家教授编写了"消化系统疾病 X 线/CT 图文详解丛书"，以期对从事与涉足消化系统疾病 X 线/CT 诊断相关专业人员进行全方位的宏观与微观指导，使其熟悉和掌握在这个领域应如何完成消化系统疾病 X 线/CT 临床工作，更好地为患者提供个性化服务。

　　本丛书有如下几个鲜明特点：首先，丛书图文兼并、科学实用，作者都是多年从事医学影像专业的专家，技术精湛，临床经验丰富，保证了本书的编写质量，值得各层次人员阅读。其次，医学影像学的不断发展有赖于影像学图像采集新技术和图像数据挖掘新方法的涌现，丛书向读者提供了能谱 CT、光谱 CT 等影像诊断新技术内容，不仅有助于消化系统疾病 X 线/CT 诊断相关专业人员掌握学科先进技术与理念，还将持续推动影像学在消化系统疾病中的应用模式创新，为消化系统疾病的诊治提供新的契机。再次，以消化系统疾病患者病历资料为切入点，多数病历呈现了患者 CT、MRI 等图像，多种影像技术具有不同的临床优势，这有助于医学影像专业人士融合应用各种影像技术，拓宽视野，形成综合临床思维。最后，丛书对开启我国消化系统疾病 X 线/CT 医学教育、临床培训和研究的新局面能起到引领与推动作用，并具有重大社会价值、理论价值和实践指导意义。

理论是行动的指南,编著和出版本丛书正是建设与发展中国特色消化系统疾病 X 线/CT 诊断学科体系的迫切需要。本丛书是 2023 年度国家出版基金资助项目,这是国家对丛书权威性、出版意义等方面的肯定。在此,向参加本丛书编写的各位专家表示由衷的感谢,希望"消化系统疾病 X 线/CT 图文详解丛书"的出版能够满足人民群众对医疗保健和健康管理的需求,为人民生命健康保驾护航,打造"健康中国"。

2023 年 8 月

作者名单

总 主 编 滕皋军　高剑波

本册主编 孙应实　董军强

副 主 编 潘元威　杨　欢　吴　艳
　　　　　　练延帮　王　玉

编　　委（以姓氏笔画为序）
　　　　　　马雪妍　马啸天　王　玉
　　　　　　王　睿　卢振威　刘晨晨
　　　　　　孙应实　李庆龙　李婧琳
　　　　　　杨　欢　吴　艳　张　晨
　　　　　　张红燕　陈伟娜　武　明
　　　　　　练延帮　姜　涛　郭晓旭
　　　　　　董军强　蒋耀军　潘元威

前 言 ▶▶▶

消化系统的大肠在人体结构和功能中扮演着极其重要的角色,它可以运输食物残渣,储存、排出大便,辅助小肠吸收多余的水分。无论中医还是西医,在发展的过程中,大肠的解剖结构、生理和相关疾病一直是医学工作者们关注的重点。中医养生有句名言:欲得长生,肠中常清。希波克拉底也曾说:所有疾病都是从肠道开始的。大肠是临床中疾病的好发部位,常用的检查手段有 X 线钡剂灌肠造影、肠镜、CT 等,尤其是高端 CT 及相关新技术的问世,让大肠疾病的检查信息更加丰富,疾病诊断的敏感性和特异性也大大提升。

本书的内容主要集中在常见的大肠疾病及罕少见大肠疾病,最后也添加了 CT 检查的新技术方面的内容。经典病例与罕少见病例篇大肠疾病按发病部位分为结肠、直肠、阑尾疾病分章编写,涵盖了先天变异、外伤、炎症、肿瘤、遗传病等,在炎症及肿瘤章节中也加入了治疗前后大量的对比图像,以期完美呈现整个疾病发生发展的过程、治疗的效果和预后等。本书主要以真实的影像病例为呈现方式,因此在每个疾病的书写架构上以图像为主,随后有影像征象的描述及诊断思路,一大类疾病的展示后还有临床要点总结。读者通过了解疾病影像表现的典型特征、关键要点、病情演变来提高诊断水平。本书图像以 X 线钡剂灌肠造影及 CT 为主,同时也有相关的肠镜、病理、MRI、PET-CT 等检查图像,资料齐全,信息丰富,系统、全方位地展示了大肠疾病的影像表现。CT 新技术篇主要是介绍目前在临床及科研领域非常热门的成像技术,比如能谱成像、能量成像、物质分离、灌注成像等,能够在大肠疾病的诊断方面提供更加丰富、详细的信息,为临床提供更加精准的诊断。

郑州大学第一附属医院放射科以高剑波院长为首的影像团队多年来致力于胃肠道疾病的影像检查手段的改进与创新、影像诊断相关内容的完善与研究,开展了大量的、系列的工作,积累了大量的临床资料、研究数据和心得,培养了数届研究生,出版了多本相关专著,在临床上也开展了很多前沿的检查及诊断工作,比如能谱 CT、小肠造影等,为临床患者的诊断与治疗提供极大的帮助。本书的主编北京大学肿瘤医院放射科孙应实教授长期耕耘在消化道疾病的影像诊断领域,经验丰富。同时在本书编写过程中,郑州大学第一附属医院的年轻骨干医生及研究生做出了很大贡献。本书的出版也离不开郑州大学出版社的领导及相关人员的协调、支持,尤其是本丛书能获得国家出版基金的支持,以陈文静编辑为主的出版社编辑团队付出了极大的努力,在此一并谢过。

本书的编写依托郑州大学第一附属医院与北京大学肿瘤医院扎实的临床基础和研究平台、

编者丰富的临床经验,以及参阅大量的国内外文献,让读者以近乎考试阅片的思维习惯进行阅片学习,更能激发读者学习的欲望,培养读者阅片的正确思维,对影像科医师、临床医师及其他相关工作人员视野的开阔和诊疗水平的提高大有裨益。

鉴于编者的编写经验及书稿篇幅有限,虽已收集多种病例,然而亦不能涵盖所有大肠疾病,疾病展示尚有局限性及偏颇之处,影像诊断的思路及经验不一定完全正确,希望读者能多提宝贵意见,以督促编者改正,并在以后更加努力,做得更好。

编　者
2023 年 8 月

目 录 ▶▶▶

基础篇

经典病例篇

罕少见病例篇

CT 新技术篇

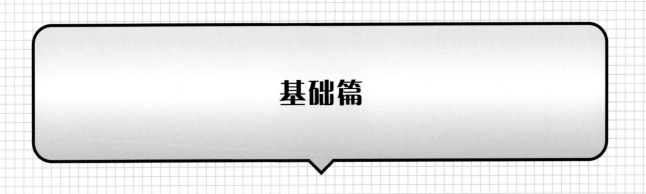

基础篇

第一章 大肠正常解剖

第一节 大肠解剖结构

大肠是消化管的下段,全长约150 cm,包括盲肠、阑尾、结肠、直肠、肛管。盲肠和结肠有3个显著的外观特征:结肠袋、肠脂垂、结肠带。盲肠至乙状结肠末端逐渐变细,盲肠管径约7.5 cm,乙状结肠末端管径约2.5 cm。大肠的主要功能为吸收水分、维生素和无机盐,并将食物残渣形成粪便,排出体外。

一、盲肠

盲肠是大肠的起始部,位于右侧髂窝,起自回肠末端,长6~8 cm,下端为盲端,上续升结肠,左侧与回肠末端相连。

二、结肠

结肠按其行程和部位分为升结肠、横结肠、降结肠和乙状结肠四部分。

(一)升结肠

升结肠是盲肠的延续,沿腹腔右外侧区上行,至肝右叶下方转向左前下方移行为横结肠,所形成的弯曲称结肠右曲,又称肝曲。升结肠长12~20 cm,较盲肠狭窄,其为腹膜间位器官,3/4由腹膜包绕,其后壁借疏松结缔组织与腹后壁相贴,少数人的升结肠为腹膜内位,有系膜,活动度较大。外侧为右结肠旁沟。

(二)横结肠

横结肠自结肠右曲开始,向左呈下垂的弓形,横过腹腔中部,至脾前端折转下行续降结肠,折转处称结肠左曲,又称脾曲。横结肠长40~50 cm,几乎完全被腹膜包裹,形成横结肠系膜。横结肠左、右两端的系膜较短,位置较固定,中间部因系膜长,故其活动度较大。

(三)降结肠

降结肠始于结肠左曲,沿腹腔左外侧贴腹后壁向下,至左髂嵴处续乙状结肠。降结肠长25~30 cm,内侧为左肠系膜窦及空肠襻,外侧为左结肠旁沟。

（四）乙状结肠

乙状结肠自左髂嵴起自降结肠至第 3 骶椎续于直肠，呈"乙"状弯曲，横过左侧髂腰肌、髂外血管、睾丸（卵巢）血管及输尿管前方降入盆腔。乙状结肠有较长的系膜，活动性较大，可入盆腔，也可移至右下腹遮盖回盲部，系膜过长时可发生乙状结肠扭转。

三、直肠

直肠在第 3 骶椎水平起自乙状结肠末端，向下行于骶尾骨前方，穿过盆膈，下接肛管。直肠在矢状面上有 2 个弯曲，上部的称骶曲，凸向后方，与骶骨的弯曲一致，距肛门 7 ~ 9 cm；下部的称会阴曲，凸向前方，距肛门 3 ~ 5 cm。直肠下段的肠腔膨大称直肠壶腹，此处腔内有黏膜和平滑肌形成的 2 ~ 3 个半月形皱襞，称直肠横襞，起承托粪便的作用，中间的直肠横襞位于直肠右侧壁上，位置恒定，距肛门约 7 cm，相当于直肠前壁腹膜返折水平，常作为直肠镜检查时的重要标志。

四、阑尾

阑尾位于右髂窝内，起自盲肠末端后内侧壁，状似蚯蚓，长度因人而异，一般为 5 ~ 7 cm。阑尾起始有一半月形黏膜皱襞，称为阑尾瓣，可防止粪块或异物坠入阑尾腔内，若缺失，粪便进入后可形成"肠石"核心。由于阑尾根部与盲肠的关系恒定，因此阑尾位置也随盲肠的位置而变动，低可至盆底，高可达肝下方。阑尾体部、尖端游动性大，方位也有多种类型。①回肠前位：阑尾在回肠末端前方。②盆位：阑尾跨腰大肌前方入盆腔。③盲肠后位：阑尾在盲肠后方。④盲肠下位：阑尾在盲肠后下。⑤盲肠外侧位：阑尾在盲肠外侧。⑥回肠后位：阑尾在回肠末端后方。

阑尾系膜短于阑尾长度，使得阑尾蜷缩。阑尾系膜内的血管，主要由阑尾动、静脉组成，阑尾动脉是回结肠动脉的一个分支，为无侧支的终末动脉，有血运障碍时易导致阑尾坏死。阑尾静脉常与阑尾动脉伴行，回流入门静脉，因此阑尾炎症时可引起门静脉炎和肝脓肿。

五、肛管

肛管的上界为直肠穿过盆膈的平面，下界为肛门，长 3 ~ 4 cm。肛管被肛门括约肌包绕，平时处于收缩状态，有控制排便的作用。肛管上段有 6 ~ 10 条纵行的黏膜皱襞称肛柱。相邻两肛柱下端连有半月形的黏膜皱襞称肛瓣。肛瓣与肛柱下端共同形成的环状线称齿状线，是黏膜和皮肤的分界线。齿状线下方有宽约 1 cm 的环形区，光滑且有光泽，称肛梳。肛梳下缘有一不明显的环形线称白线，是肛门内外括约肌的分界处。在肛柱黏膜和肛梳皮下组织中，含有丰富的静脉丛，当静脉回流受阻时可发生静脉曲张，临床上称为痔，齿状线以下形成的痔称为外痔，以上称为内痔。

第二节 正常大肠影像学表现

一、结肠

(一) X 线表现

大肠气钡双重造影对于盲肠、升结肠、横结肠、降结肠、乙状结肠和直肠显示较好。充钡后,X 线主要特征为结肠袋表现为对称的袋状突出。它们之间由半月襞形成不完全相同的间隔。结肠袋的数目、大小、深浅因人因时而异,横结肠以上较明显,以下逐渐变浅,至乙状结肠接近消失,直肠则没有结肠袋。

大肠黏膜皱襞为纵、横、斜 3 种方向交错结合状表现。盲肠、升结肠、横结肠皱襞密集,以斜行和横行为主,降结肠以下皱襞渐稀且以纵行为主。

口服钡剂造影亦可显示大肠,但一般难以使大肠全部同时显影,服钡后 1.5～3.0 h 达盲肠,3～6 h 可达结肠右曲,6～9 h 可达结肠左曲,24 h 后部分钡剂排出体外,2～3 d 后钡剂陆续排出,大肠运动速度极不一致,通过时间常有差异。

阑尾在口服钡剂或钡剂灌肠时均可能显影,呈长条状影,位于盲肠内下方。一般粗细均匀,边缘光滑,易推动。阑尾不显影、充盈不均匀或其中有粪石造成充盈缺损不一定是病理性的改变,阑尾排空时间与盲肠相同,但有时可延迟达 72 h。

双对比造影时,膨胀而充气肠腔的边缘为约 1 mm 宽的光滑而连续的线条状影,勾画出结肠的轮廓,结肠袋变浅,黏膜面可显示出与肠管横径平行的无数微细浅沟,称之为无名沟或无名线。它们既可平行又可交叉形成微细的网状结构,从而构成细长的纺锤形小区,与胃小区相似。小区大小为 1 mm×(3～4)mm。小沟与小区为结肠双对比造影能显示黏膜面的最小单位,为结肠病变早期诊断的基础。

另外,在结肠 X 线检查时,某些固定部位经常见到有收缩狭窄区,称为生理性收缩环。狭窄段自数毫米至数厘米长,形态随时间变化多有改变,黏膜皱襞无异常,一般易与器质性病变相鉴别。但在个别情况下,当形态较固定时,注意与器质性病变鉴别。

大肠气钡双重造影表现如下:充盈相全貌显示大肠,绕行于腹腔四周,外形松弛、肠腔宽大,结肠袋显示清晰(图 1-1A);横结肠,清晰看见结肠袋和结肠带(图 1-1B 箭头所示);可见回盲部及升结肠(图 1-1C);可见降结肠,并见生理性收缩环(图 1-1D 箭头所示);可见乙状结肠、直肠(图 1-1E)。

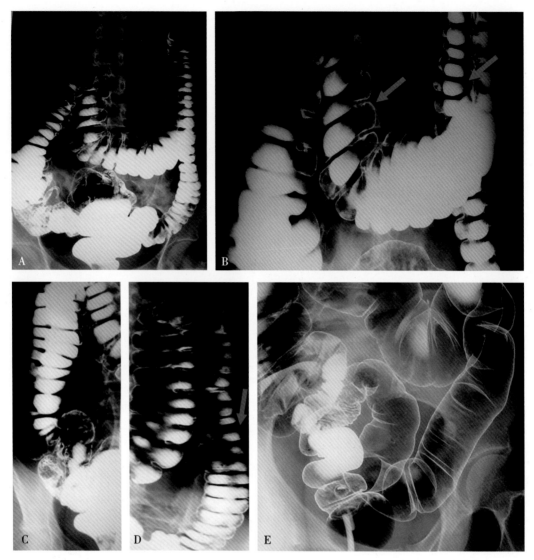

A~D.大肠X线气钡双重造影充盈相图像；E.乙状结肠及直肠X线气钡双重造影黏膜相图像

图1-1　大肠X线气钡双重造影表现

（二）CT表现

结肠壁外有较厚的脂肪层，结肠壁可清晰显示。依肠管走行不同，在横断位CT上可为环形或管形，如肠管长轴与扫描平面垂直则为环形，如升结肠、降结肠；如肠管长轴与扫描平面平行则为管形，如横结肠及乙状结肠。结肠袋可显示，正常结肠壁厚3~5 mm。肠腔内粪块呈不规则形，与肠壁无粘连关系，密度不均，其内可见散在斑片状积气影。横断位CT平扫，横断位动脉期、静脉期CT显示，在结肠壁外低密度脂肪衬托下，结肠显示清晰，轮廓光滑，边缘锐利，升结肠、横结肠、降结肠内见气体影，乙状结肠空虚，内未见气体及粪便影，肠壁厚3~5 mm（图1-2A~I）；冠状位及矢状位静脉期CT，升结肠、横结肠、降结肠显示清晰（图1-2J~L）。

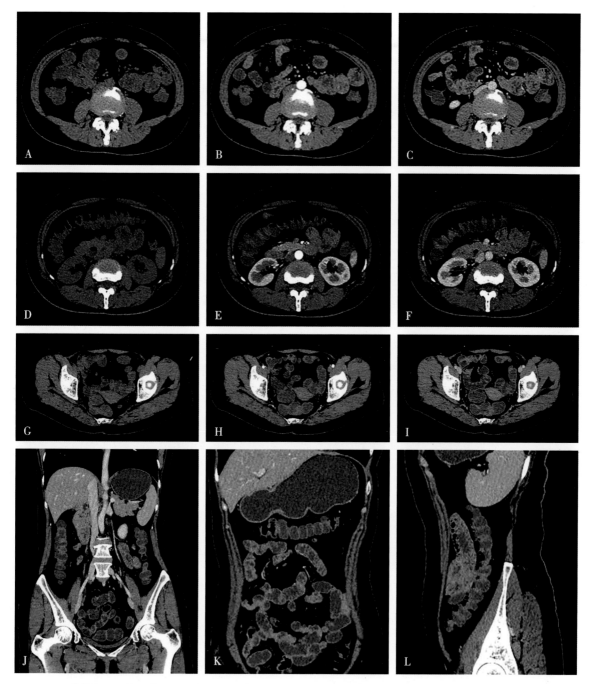

A～C.横断位CT平扫图像;D～F.横断位动脉期CT图像;G～I.横断位静脉期CT图像;J、K.冠状位静脉期CT图像;L.矢状位静脉期CT图像

图1-2 正常大肠CT表现

(三) MRI表现

由于胃肠道蠕动影响,加之MRI每个序列检查时间偏长,故MRI不作为结肠的常规检查方法,但MRI凭借其软组织分辨率高、无辐射损伤以及能够直接多方位成像的优势,在肠道检查中的应用也有一定价值。如同X线钡剂造影检查,为了获得高质量的MRI图像,常需行MRI造影检查。

造影检查时,根据对比剂在 T_1WI 所致的信号强度变化,可分为阴性对比剂(如硫酸钡、甘露醇、气体等)和阳性对比剂(如顺超磁性氧化铁溶液、稀释的钆剂等),引入的方法包括口服法和经导管灌注法。

正常肠道 MRI 造影表现取决于对比剂类型和选择的成像序列。在 T_1WI 和 T_2WI 上,肠壁在腔内低或高信号对比剂的衬托下能够清楚显示。与 CT 检查不同,肠道 MRI 检查在显示肠道管壁组织学分层上更具优势,能较好地显示出肠壁各层的组织结构,此外,当应用 T_1WI 阴性对比剂时,还可同时行 Gd-DTPA 增强检查,能够观察肠道壁及其病变的强化表现,有助于病变的检出和诊断。

二、直肠

(一)正常 CT 表现

直肠依据其走向及周围丰富的脂肪组织,在横断位 CT 扫描图像上呈环形结构,而在冠状位 CT 扫描图像上则呈现为纵行走向的管形结构。当肠腔内充有气体或对比剂而扩张时,其肠壁正常厚度为 0.9～2.6 mm,平均 2.1～2.3 mm,超过 4 mm 应认为异常,即使肠腔处于萎陷状态时其肠壁厚度亦不应>5 mm。正常直肠壁密度均匀,CT 平扫时不能分辨其分层的组织结构。在横断位 CT 图像上有时可显示直肠周围筋膜及其所包绕的直肠周围脂肪间隙内直肠上动脉的断面,而直肠中动脉则在较外方的直肠旁间隙内。横断位 CT 平扫,肠壁显示清晰,肠腔内见气体影,肠壁厚度均匀(图 1-3A、B);横断位动脉期、静脉期 CT,肠壁显示清晰(图 1-3C、D);冠状位 CT 平扫,显示直肠下段(图 1-3E);矢状位静脉期 CT,可清晰显示直肠骶曲、会阴曲(图 1-3F);X 线钡剂灌肠造影,显示直肠及结肠全程,直乙交界处略狭窄,直肠壶腹部充盈较宽大(图 1-3G)。

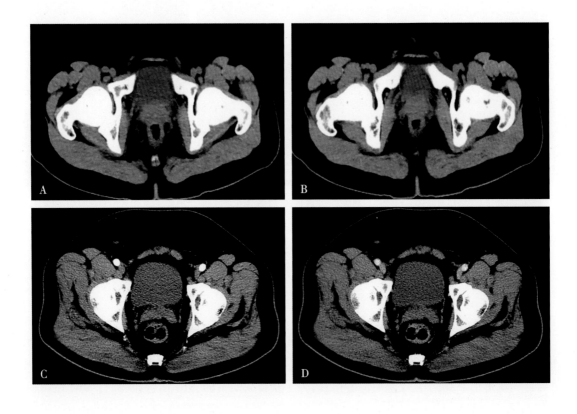

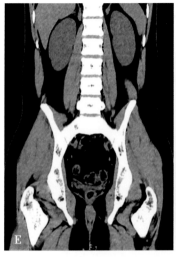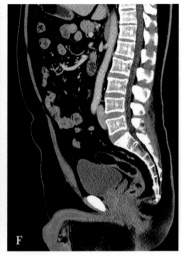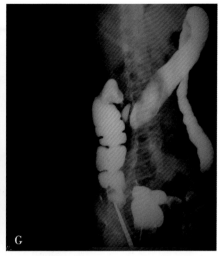

A、B.横断位 CT 平扫图像；C、D.横断位动脉期、静脉期 CT 图像；E.冠状位 CT 平扫图像；F.矢状位静脉期 CT 图像；G.X 线钡剂灌肠造影充盈相图像

图 1-3 直肠 CT 及 X 线表现

（二）MRI 表现

在不压脂的 T_2WI 和 T_1WI 图像上，直肠壁黏膜层表现为规则的线状低信号（厚度约为 1 mm）；黏膜下层呈厚度不均匀的较高信号，当直肠扩张时，黏膜下层有可能不能显示；固有肌层由内侧的环肌层和外侧的纵肌层组成，两者均为线状低信号，环肌层与纵肌层之间可有高信号的脂肪层隔开。直肠上段有浆膜层，在正常情况下浆膜层一般不能显示。直肠系膜在不压脂的 T_1WI 和 T_2WI 上均呈均匀高信号，且高于邻近皮下脂肪信号，这可能与直肠系膜内的脂肪属内脏脂肪，有较丰富的血液灌注和神经分布，具有更活跃的细胞代谢活性等有关。

三、阑尾

（一）X 线表现

阑尾在口服钡剂或钡剂灌肠时均可能显影，呈细长条状，常位于盲肠内下方。一般粗细均匀，边缘光滑，易推动（图 1-4）。

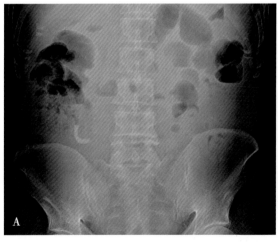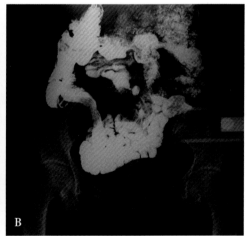

A.X 线平片图像；B.X 线消化道钡餐造影图像

图 1-4 阑尾 X 线表现

（二）CT表现

CT横断位切面若垂直阑尾长轴时,阑尾呈结节状、环状;平行阑尾长轴时呈蚓蚓状、细线状或管状。阑尾腔内常见低密度区气体影或等密度液体影,部分亦可见高密度粪石影。CT平扫时阑尾壁呈均匀等密度,增强时阑尾壁中度均匀强化,不易见肠壁分层现象(图1-5)。

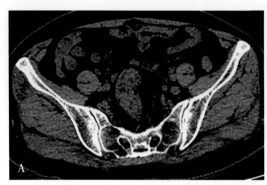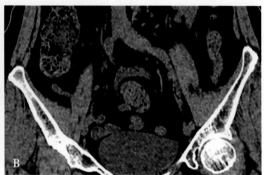

A.横断位CT平扫图像;B.冠状位CT平扫图像

图1-5　阑尾CT表现

（三）B超表现

阑尾壁从里向外分黏膜层、黏膜下层、肌层和浆膜层,在超声上分别表现为低回声、高回声。阑尾腔内有时可见高强回声气体。正常阑尾一般表现为"不显影"或低回声结构。

（四）MRI表现

阑尾表现为自盲肠根部发出的带状或索状结构,阑尾壁为T_1WI等或略低信号、T_2WI等信号,腔内为T_1WI等信号、T_2WI等或略高信号(可能与腔内少许黏液有关)。

第三节　大肠检查方法

一、造影前准备

（一）肠道清洁

主要是清洁大肠内储存的粪便。清洁肠道的方法常用的有口服泄剂法和清洁灌肠法。前者清洁效果优于后者,一般患者建议用口服泄剂的方法,在检查前一天服药清洁肠道。对年老体弱、不能耐受泄剂者或肠梗阻患者,可采用清洁灌肠的方法。

（二）低张药物准备

常用盐酸消旋山莨菪碱(654-2)，可缓解肠道功能性痉挛，使肠管充分舒张，减少肠道运动的影响。检查前 15 min 左右给予肌内注射盐酸消旋山莨菪碱 10 mg(注意有无禁忌证，如青光眼、前列腺增生等)。

二、对比剂的应用

肠道内对比剂根据检查目的不同，可选择空气、有机碘水溶液、稀释钡液、水、甘露醇等渗液、脂类对比剂等。

（一）常规大肠双对比造影

使用稀钡灌肠，通过导管注入浓度 60% ~ 80%（W/V）钡剂 150 ~ 300 mL，转动体位并注入气体。做过结肠活体病理检查后 1 ~ 2 周方可进行钡剂灌肠，以免发生结肠穿孔。对于肠梗阻、结直肠术后患者建议使用有机碘水溶液灌肠。

（二）CT 仿真内镜

经肛门注入适量空气，大部分在 2 000 ~ 3 000 mL，压力可达 10 ~ 15 Pa，在被检者感觉腹部饱胀时，行仰卧位扫描；如果肠道准备欠佳，有部分液体遮盖，可补扫俯卧位作为补充。

（三）CT 大肠造影

经肛门注入生理盐水 1 000 ~ 1 500 mL，以被检者可以耐受为标准；也可在检查前 1 h 左右开始分次口服甘露醇等渗液 1 500 ~ 2 000 mL，然后行仰卧位扫描。

参考文献

[1]丁文龙,刘学政.系统解剖学[M].9 版.北京:人民卫生出版社,2018.

[2]韩萍,于春水.医学影像诊断学[M].4 版.北京:人民卫生出版社,2017.

[3]钱农,潘昌杰,项艰波,等.正常人群结肠 MRI 影像表现研究[J].苏州大学学报(医学版), 2003,23(2):240-241.

[4]淦伟,李鼎寰,赵建农,等.直肠钡剂排放技术在结肠双对比钡灌肠检查中的应用[J].重庆医学,2007,36(11):1058-1059,1061.

[5]徐文奎,沙钧平,王帅,等.不同剂量对比剂对临床胃肠道 CT 诊断效果的影响研究[J].中国医药指南,2017,15(21):68.

[6]申玲玉,周莺,顾晓红.探讨口服对比剂在腹盆腔螺旋 CT 检查中的运用价值[J].现代医用影像学,2011,20(1):24-27.

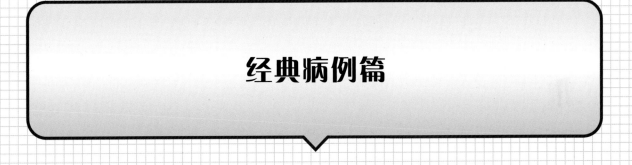

经典病例篇

第二章　结肠疾病

第一节　结肠憩室

病例1　男,45岁,主诉:右下腹间断疼痛5月余。X线钡餐造影,升结肠见一突出于肠壁外的囊袋状影(图2-1)。

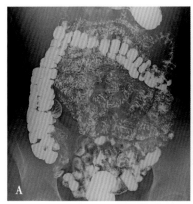 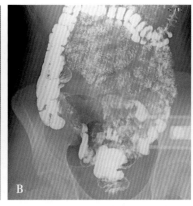 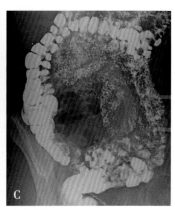

A~C.不同时间段X线钡餐造影结肠憩室图像

图2-1　结肠憩室X线表现(病例1)

诊断思路

45岁男性,以"右下腹间断疼痛5月余"为主诉入院,查体未见明显阳性体征。钡餐造影显示升结肠内侧壁见突出于肠壁外的囊袋状影,边界光滑,黏膜无明显破坏,具有憩室的典型X线造影特征。憩室壁属于局部肠壁,肌层薄弱,压力大时就会膨隆出肠轮廓之外,大部分患者无症状或在体检发现。本例患者虽有腹疼,但不一定与憩室有关。

病例2　男,56岁,主诉:腹痛15 d。横断位CT平扫显示,升结肠管壁可见类圆形低密度囊袋状影突出于肠腔外(图2-2A);横断位动脉期、静脉期CT显示,低密度影与肠壁相连,囊壁强化(图2-2B、C);冠状位静脉期CT显示,升结肠可见低密度囊袋状影突出于肠腔外,囊壁均匀强化(图2-2D)。

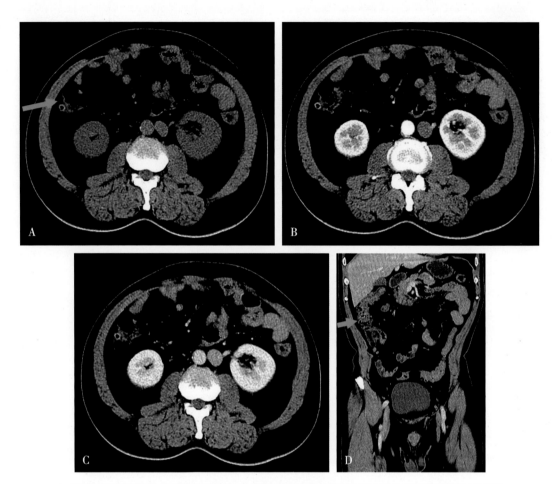

A.横断位 CT 平扫图像;B.横断位动脉期 CT 图像;C.横断位静脉期 CT 图像;D.冠状位动脉期 CT 图像

图 2-2　结肠憩室 CT 表现

诊断思路

56 岁男性,以"腹痛 15 d"为主诉入院,查体未见明显阳性体征。CT 显示升结肠突出于肠腔外的类圆形低密度囊袋状影,与肠壁相连,囊壁强化方式与肠壁相近。结合患者的临床表现及典型影像特征,拟诊断为结肠憩室。

病例 3　男,25 岁,主诉:右下腹不适 5 d。X 线消化道钡剂灌肠,升结肠见多发突出于肠壁外的囊袋状影(图 2-3)。

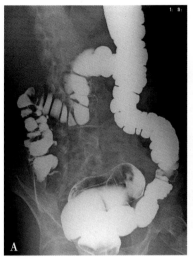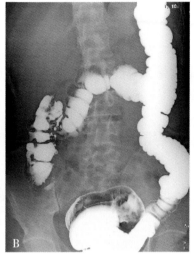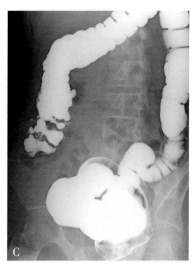

A～C. 不同角度 X 线钡剂灌肠结肠憩室图像

图 2-3 结肠憩室 X 线表现（病例 3）

诊断思路

25 岁男性，以"右下腹不适 5 d"为主诉入院，查体未见明显阳性体征。X 线消化道钡剂灌肠显示升结肠多发突出于肠壁外的囊袋状影，边界光滑，具有憩室的典型 X 线造影特征。结合患者的临床表现及典型影像特征，拟诊断为结肠憩室。

病例 4　男，57 岁，主诉：间断便血 9 d。X 线钡剂灌肠升结肠、降结肠见多发突出于肠壁外的囊袋状影（图 2-4）。

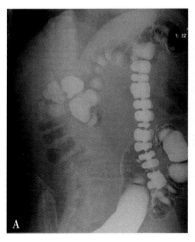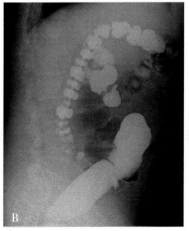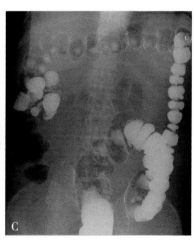

A～C. 不同角度 X 线钡剂灌肠结肠憩室图像

图 2-4 结肠憩室 X 线表现（病例 4）

诊断思路

57 岁男性,以"间断便血 9 d"为主诉入院,查体未见明显阳性体征。X 线消化道钡餐造影显示降结肠多发突出于肠壁外的小囊袋状影,具有憩室的典型 X 线造影特征。结合患者的临床表现及典型影像特征,拟诊断为结肠憩室。

临床要点

结肠憩室是结肠的黏膜及黏膜下层组织通过肌层向结肠外突出的囊袋状结构,好发于盲肠、升结肠、横结肠。80% 的结肠憩室病患者没有临床症状,只是在肠镜检查或者在钡剂灌肠、CT 检查时偶然发现。当结肠憩室出现并发症时,会出现相应的临床表现,包括出血、憩室炎。

【影像学表现】

1. X 线造影表现　如憩室内充满气体时,显示为大小不等的空囊状影,若充满钡剂则显示为囊袋状、乳头状突出于肠腔外的钡剂影,其边缘光滑;当取卧位检查时,呈现落潮征象,钡剂沉积于憩室内,因"低洼积钡"而显示典型的"钡斑"影,若钡剂排空则显示"环线征";当取立位检查时,可见憩室内液平面出现。不规则憩室有刺状外观时提示有憩室炎可能。

2. CT 表现　可单发,也可多发,表现为突出于结肠轮廓的小囊袋状结构,轮廓光滑,周围脂肪间隙清晰,大部分在 1 cm 以内,内容物常为气体,个别可见高密度类粪石影,可排空。

【鉴别诊断】

息肉:在钡剂充盈像上,息肉表现为向腔内突起的充盈缺损,而憩室则表现为由腔内向腔外突出的袋状影。在充气像时尤其是当病灶呈轴位投影时,两者均可呈"环圈征",此时应仔细分析,多方位检查,在正面低潮像中,息肉可出现水中"卵石征",而憩室则因为"低洼积钡"呈"钡斑"影;侧面像上息肉在腔内出现"双边征",憩室则在腔外出现"囊袋状"阴影。

第二节　炎症性疾病

一、溃疡性结肠炎

病例 1　女,59 岁,主诉:间断便血 2 年余,加重 15 d。实验室检查:红细胞 3.62×10^{12}/L(↓),血红蛋白 102 g/L(↓),血小板 459×10^9/L(↑),红细胞压积 0.314(↓),血小板压积0.35%(↑),纤维蛋白原 4.78 g/L(↑)。X 线钡餐造影显示升结肠、横结肠、降结肠、乙状结肠结肠带及结肠袋消失,呈管状,管壁毛糙,局部管腔不规则狭窄,黏膜相显示黏膜细小紊乱,并见多发小的充盈缺损影(图 2-5A、B)。肠镜可见黏膜肿胀,欠光整,多发不规则隆起,并多发小片状溃疡形成,正常结肠袋及结肠带消失(图 2-5C)。

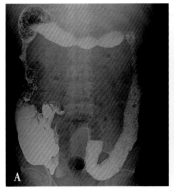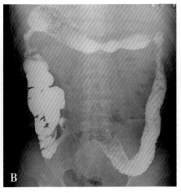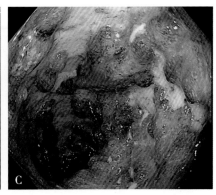

A、B. X 线钡餐造影图像;C. 肠镜图像

图 2-5　溃疡性结肠炎 X 线及肠镜表现(病例 1)

诊断思路

　　59 岁女性,以"间断便血 2 年余,加重 15 d"为主诉入院,查体未见明显阳性体征。实验室检查提示贫血。X 线钡餐造影显示升结肠、横结肠、降结肠、乙状结肠多段连续肠管结肠袋及结肠带消失,局部管腔狭窄,结肠粗细不均,呈痉挛状态,黏膜相可见多发小的充盈缺损,黏膜紊乱;肠镜可见结肠黏膜肿胀,多发隆起,表现为类息肉样改变,并多发溃疡形成。本例患者具有较为典型的影像特征及病理特征,故诊断为溃疡性结肠炎。

　　病例 2　男,59 岁,主诉:间断黏液脓血便 3 年余。实验室检查:淋巴细胞百分数 19.5%(↓)。横断位动脉期 CT 显示直肠壁较均匀增厚、毛糙,局部显示不规则收缩样改变,明显强化(图 2-6A);横断位静脉期 CT 显示乙状结肠壁增厚、毛糙,明显强化,周围脂肪间隙局部密度增高,大部分清晰(图 2-6B);冠状位静脉期 CT 显示乙状结肠壁均匀增厚,黏膜层强化明显,肌层线状稍低密度强化影,肠周间隙清晰(图 2-6C)。肠镜显示乙状结肠黏膜颗粒状,血管纹理不清,散在糜烂(图 2-6D)。

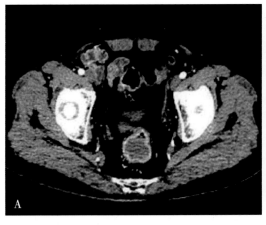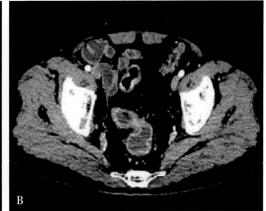

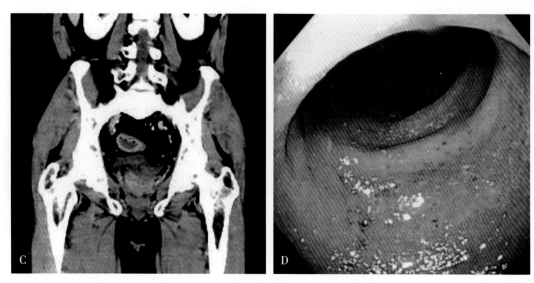

A.横断位动脉期 CT 图像；B.横断位静脉期 CT 图像；C.冠状位静脉期 CT 图像；D.肠镜图像

图 2-6 溃疡性结肠炎 X 线及肠镜表现（病例 2）

诊断思路

59 岁男性，以"间断黏液脓血便 3 年余"为主诉入院，查体未见明显阳性体征。CT 显示直肠、乙状结肠壁较均匀增厚，略毛糙，呈炎性改变，增强后黏膜层连续性好，并明显均匀强化，黏膜下层未显示，肌层显示为线状稍低密度影，肠壁没有壁结节或厚薄不均征象，周围脂肪间隙密度增高，但没有渗出性改变，符合慢性炎症表现，也可排除肿瘤性病变，肠壁显示不规则收缩样改变，提示肠壁存在痉挛现象。肠镜显示直肠、乙状结肠黏膜颗粒状改变，血管纹理不清，并可见多发散在糜烂。本例患者具有慢性炎性病变的典型影像特征，结合病史及肠镜，故诊断为溃疡性结肠炎。

临床要点

溃疡性结肠炎（ulcerative colitis，UC）是一种病因尚不十分明确的慢性非特异性肠道炎症性疾病，多发生于青壮年，无明显性别差异，病变主要累及直肠、结肠的黏膜和黏膜下层，以连续性、弥漫性病理进展为特点，起自直肠，逆行向近端发展，甚至累及全结肠及末段回肠。本病具有反复发作的特点，病程迁延，并发症多，严重影响生活质量，应尽早规范化治疗。

临床主要表现为反复或持续腹痛、腹泻、黏液脓血便等症状。目前 UC 病因尚未完全明确，诊断需结合临床、影像学、肠镜及病理等综合分析。

【影像学表现】

1. X 线表现

（1）X 线平片　一般不需要平片检查，当疑有中毒性巨结肠时可拍摄平片，此类病例可见结肠普遍扩张、充气，肠内壁因炎性浸润而呈颗粒状不平。立位检查多无液平面或仅有小液平面出现。

此时不宜做钡剂灌肠检查。

（2）X 线造影　①早期：病变肠段痉挛收缩，肠腔向心性狭窄，肠袋变浅以至消失。黏膜针眼状溃疡形成，肠腔边缘模糊，呈毛发状尖刺突向腔外。病灶局部黏膜呈颗粒状隆起，如伴有粟粒状溃疡时，正面即为"纽扣样"，侧位呈小针刺状突起。②急性期：小溃疡数目增多，大小不等，深浅不一，呈"锯齿征"。③慢性期：溃疡之间的肠黏膜出现大小不等的颗粒样或息肉样充盈缺损，为假息肉形成。④肠壁广泛纤维化，可见肠腔狭窄、肠管缩短，正常结肠袋形消失，管壁不完全僵直，或呈息肉样改变。

2. CT 表现　①肠壁增厚：肠壁连续性、均匀对称的轻度增厚。②肠黏膜明显强化、浅溃疡和小息肉形成：早期 UC 患者的肠黏膜质脆，易出血，形成广泛浅小溃疡。后期肠黏膜大量新生肉芽组织增生，形成炎性息肉，直径 3～5 mm，明显强化。③黏膜下气泡、隐窝脓肿、黏膜面溃疡在 CT 上可表现为肠黏膜下小圆形气泡。④肠壁分层：病变肠壁在横断位增强 CT 扫描图像上表现为"靶征"或"双环征"，内层为充血增厚的黏膜，明显强化；黏膜下层水肿较轻，常与肌层混合形成较薄的低密度层。⑤肠壁僵硬、肠腔狭窄、结肠袋消失。重症患者病变肠管纤维化，肠壁僵硬，肠腔狭窄，结肠袋变浅或消失，呈铅管样。⑥肠系膜密度增加，肠系膜侧血管增多。肠系膜血管可呈梳状排列，或呈蚯蚓足样迂曲分布。⑦肠系膜淋巴结增大，增大淋巴结无融合倾向，直径多<10 mm。

CT 小肠成像（CT enterography，CTE）在肠道炎症性疾病中应用日益广泛，可对病变范围、严重程度作出全面、准确的评价，已成为 UC 诊治过程中的重要检查方法。

3. 肠镜表现　初期表现以肠黏膜充血、水肿，碰触黏膜易出血或黏膜糜烂为主，病情较重者结肠黏膜粗糙，难以辨别血管，且存在炎性息肉。慢性炎症病变时，直肠瓣变钝、乙状结肠呈管状，有持续性炎症反应等表现。

【鉴别诊断】

1. 结肠克罗恩病　多位于右半结肠，表现为节段性、跳跃性分布，肠壁增厚以肠系膜侧为主，而 UC 肠壁增厚程度较轻，且具有连续、对称、均匀的特点，是两者鉴别的关键。

2. 肠结核　表现为肠壁不规则环形或偏心性增厚（增生型），肠管变形、狭窄，典型者肿大肠系膜淋巴结因中心干酪性坏死而呈环形强化，这与 UC 有所区别。

3. 结直肠癌　肠壁呈局限性、不规则增厚，管壁僵硬，管腔偏心性狭窄，晚期突破浆膜侵犯周围组织，而 UC 呈连续、均匀增厚，浆膜面光滑。

二、克罗恩病

病例 1　男，16 岁，主诉：间断腹痛、食欲缺乏 1 年半。实验室检查：血红蛋白 85 g/L（↓），血小板 369×10⁹/L（↑），淋巴细胞百分数 19.1%（↓），红细胞压积 0.293（↓），平均红细胞体积 61.90 fL（↓），C 反应蛋白 18.12 mg/L（↑），大便隐血试验阳性（+）。X 线钡剂灌肠造影显示升结肠局部结肠袋及结肠带消失或变形，黏膜相显示"鹅卵石征"表现，充盈缺损大小不一，降结肠亦可见较短阶段的黏膜紊乱征象（图 2-7A）。冠状位 CT 平扫显示盲肠、升结肠管壁增厚（图 2-7B）；横断位 CT 平扫显示升结肠管壁增厚，周围絮状渗出（图 2-7C）。肠镜可见升结肠鹅卵石样改变，纵行溃疡，多发小息肉，管腔阶段性狭窄（图 2-7D）。

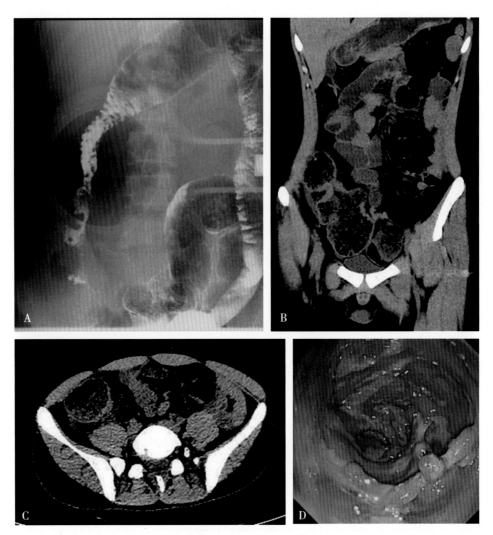

A. X 线钡剂灌肠造影图像;B. 冠状位 CT 平扫图像;C. 横断位 CT 平扫图像;D. 肠镜图像

图 2-7　克罗恩病 X 线、CT 及肠镜表现(病例 1)

诊断思路

　　16 岁男性,以"间断腹痛、食欲缺乏 1 年半"为主诉入院,查体未见明显阳性体征。实验室检查示轻度贫血,C 反应蛋白升高。X 线钡剂灌肠造影显示升结肠"鹅卵石征"表现,结肠带及结肠袋部分变形或消失,降结肠亦可见类似病变,结肠病变呈多发阶段性。CT 显示盲肠、升结肠管壁增厚,系膜侧为著,周围絮状渗出,提示急性炎症。肠镜显示升结肠卵石样改变,可见纵行溃疡、多发小息肉,管腔阶段性狭窄。本例患者结肠病变具有"鹅卵石征"、多阶段等典型 CD 影像特征,结合肠镜典型表现,故诊断为克罗恩病。

　　病例 2　男,25 岁,主诉:间断黏液脓血便 1 年余。实验室检查:血红蛋白 66 g/L(↓),血小板 546×10⁹/L(↑),淋巴细胞百分数 12.4%(↓),红细胞压积 0.225(↓),平均红细胞体积 614.4 fL(↓),C 反应蛋白 68.74 mg/L(↑),大便隐血试验阳性(+)。X 线钡剂灌肠造影显示升结肠肠腔狭窄,扩张受限,钡剂通过欠佳(图 2-8A ~ D)。横断位 CT 平扫、横断位动脉期 CT 及冠状位静脉期CT显示,升结肠管壁不均匀增厚,密度不均,黏膜连续性欠佳,水肿明显,肠壁轻中度强化,管周多发渗出(图2-8E~G)。肠镜可见回盲部有黏膜白色瘢痕与炎性息肉形成,管腔狭窄(图2-8H)。

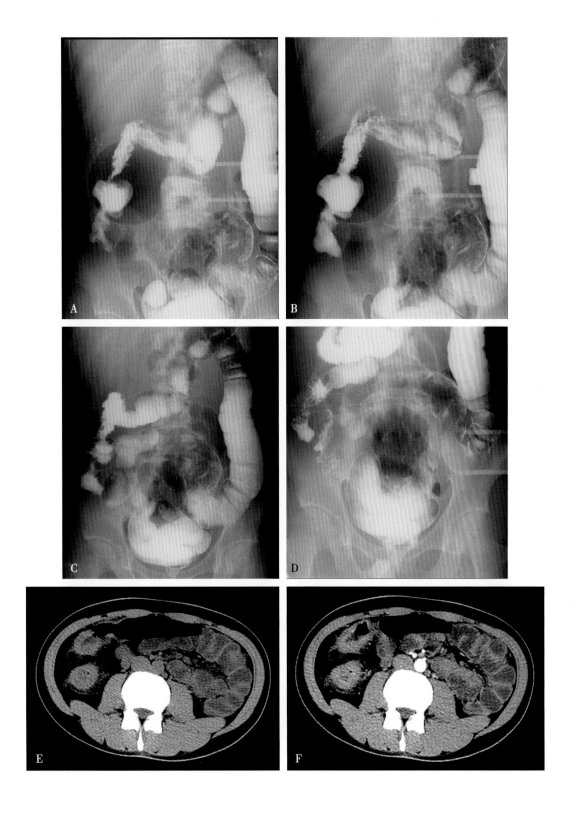

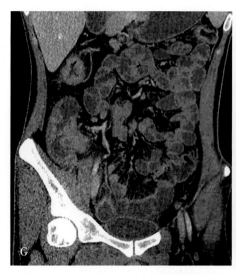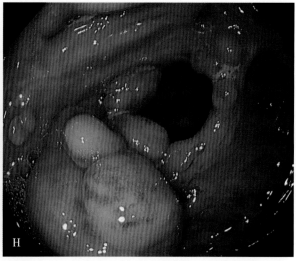

A～D. 不同时间及角度 X 线钡剂灌肠造影图像；E. 横断位 CT 平扫图像；F. 横断位动脉期 CT 图像；G. 冠状位静脉期 CT 图像；H. 肠镜图像

图 2-8　克罗恩病 X 线、CT 及肠镜表现（病例 2）

诊断思路

25 岁男性，以"间断黏液脓血便 1 年余"为主诉入院，查体未见明显阳性体征。实验室检查提示轻度贫血，C 反应蛋白升高。X 线钡剂灌肠造影显示回盲部黏膜紊乱，壁增厚。CT 显示升结肠管壁增厚，肠壁轻中度强化，管周多发渗出，提示炎症。肠镜显示回盲部黏膜纠集、多发小息肉，管腔狭窄。结合患者临床表现及肠镜典型表现，故诊断为克罗恩病。

临床要点

克罗恩病（Crohn's disease，CD）为慢性非特异性肠道炎性疾病，青年人多发，男女比为 1：2.3，女性略多于男性。其病因尚不明确，多呈节段性或跳跃性病变，可累及全消化道，但以回肠末端与右侧结肠为主，后期可严重干扰肠功能，带来不可逆性损伤。病程呈慢性且具有长短不等的活动期与缓解期交替发展特点。

克罗恩病主要症状为腹痛、腹泻或排便困难、里急后重感，50% 患者伴脓血便，腹痛开始为阵发性或痉挛性，后发展为持续性钝痛，并且常合并一些肠外病变。CD 诊断不能单独依靠某个指标，需结合症状、影像学、病理学、实验室检查等综合判断。

【影像学表现】

1. X 线造影表现　①正常肠黏膜结构明显消失，肠黏膜出现异常增粗，排列紊乱。②肠壁边缘不规则，可观察到多发痉挛性狭窄，且表现出移行特征，向周边或邻近肠道组织局限性扩张。③病变形态较为明显，可观察到溃疡形成，尤其是典型纵行裂隙状溃疡。④有明显"卵石征"，即肠黏膜面大小不等结节样充盈缺损。⑤窦道造影可发现窦道及腹腔内脓肿形成，可观察到肠瘘，表现为造瘘口区肠管异常显影。

2. CTE 表现　①肠壁增厚:CD 显著的 CT 特点为肠系膜侧肠壁出现增厚。②多节段性病变:通常表现出节段性侵犯多处,其间隔为正常肠管。③肠壁强化增加:病变范围可以通过炎性肠壁的异常强化有效显示出来。④肠管外病变表现:包括淋巴结肿大与肠系膜血管改变,肠系膜血管会出现增多、扩张以及扭曲的现象,称之为"木梳征",可以将其作为 CD 活动期的一大特征。⑤常见并发症:瘘管、窦道、肠梗阻等。

3. 肠镜表现　①患者肠腔呈现不规则性、节段性狭窄,且可明显观察到周边管壁组织出现不规则性溃疡,并伴随程度不一的糜烂出血症状。②黏膜面有纵行裂隙状溃疡生成。③黏膜面息肉样呈现为充盈缺损,有较为明显的"卵石征"特点。

X 线造影对裂隙状溃疡与"卵石征"的诊断效能较好,CTE 与 MRE 对肠道病变及各类并发症的诊断价值较高,以上方法联合应用,可形成互补,提高 CD 诊断率。

【鉴别诊断】

1. 肠结核　好发于回盲部,表现为肠壁不规则环形或偏心性增厚(增生型),肠管变形、狭窄,典型者肿大肠系膜淋巴结因中心干酪性坏死而呈环形强化,这与 CD 有所区别。

2. 溃疡性结肠炎　肠壁增厚程度较轻,且有连续、对称、均匀的特点,而 CD 表现为节段性、跳跃性分布,肠壁增厚以肠系膜侧为主。

3. 原发性肠道淋巴瘤　最常见于回肠及回盲部,肠壁增厚以单层偏心增厚为主,肠腔动脉瘤样扩张,腔内肿块多呈息肉状,可合并有溃疡,不易引起肠梗阻,淋巴结肿大特征突出,可与 CD 相鉴别。

三、结肠结核

病例 1　男,14 岁,主诉:腹痛、腹泻半年。治疗前大肠造影:盲肠、回盲部及回肠末段挛缩,黏膜紊乱破坏,管壁僵硬,管腔狭窄,内见充盈缺损,管壁见尖角征及三角征改变;阑尾未见显影(图 2-9A、B)。治疗后大肠造影:回肠末端、盲肠及升结肠黏膜紊乱破坏较前好转,充盈尚可,可见充盈缺损,仍未恢复正常结肠带及结肠袋;阑尾可见显影,内见小充盈缺损(图 2-9C、D)。

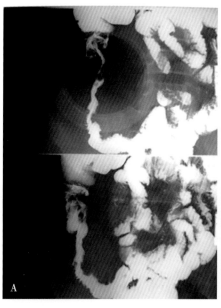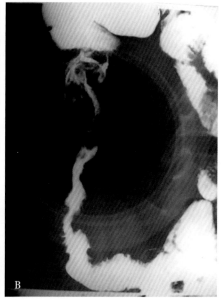

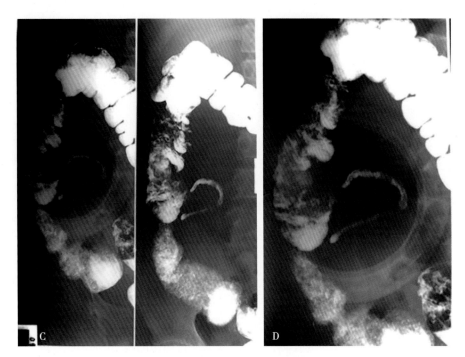

A、B.治疗前图像;C、D.治疗后图像

图2-9 结肠结核 X 线表现

诊断思路

14岁男性,以"腹痛、腹泻半年"为主诉入院,查体未见明显阳性体征。治疗前大肠造影显示盲肠挛缩,黏膜紊乱,回盲部、回肠末段管壁僵硬,管腔内见充盈缺损,提示为肉芽肿性改变,所示三角征及尖角征提示肠道痉挛,回盲部正是肠结核好发部位。抗结核治疗后,患者回盲部、盲肠升结肠及回肠末段仍存在病变,但明显好转。结合患者的年龄、临床表现及典型影像特征、治疗后复查结果,诊断为结肠结核。

病例2 女,29岁,主诉:间断腹痛、便频4年余。既往有肺结核病史,伴低热、盗汗。实验室检查:红细胞沉降率27.00 mm/h(↑)。横断位 CT 平扫显示腹腔内多发钙化灶(图2-10A);横断位动脉期 CT 显示回盲部管壁增厚,明显强化(图2-10B);横断位静脉期 CT 显示升结肠管壁增厚,呈较均匀中度强化,周围脂肪间隙模糊(图2-10C);冠状位静脉期 CT 显示升结肠管壁增厚,边缘略毛糙(图2-10D)。

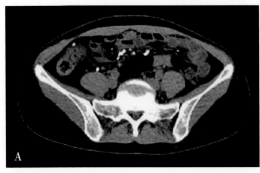
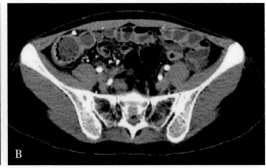

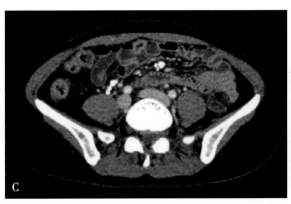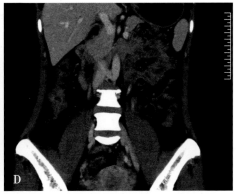

A.横断位 CT 平扫图像;B.横断位动脉期 CT 图像;C.横断位静脉期 CT 图像;D.冠状位静脉期 CT 图像

图 2-10　结肠结核 CT 表现

诊断思路

　　29 岁女性,以"间断腹痛、便频 4 年余"为主诉入院,查体未见明显阳性体征。CT 显示回盲部、升结肠管壁增厚,明显强化,周围脂肪间隙模糊,符合炎性改变;腹腔内肠系膜多发钙化淋巴结,提示感染结核时间较长。结合患者的临床表现及典型影像特征,拟诊断为结肠结核。

　　病例 3　女,19 岁,主诉:间断腹痛、恶心、呕吐 7 月余。治疗前 X 线钡餐造影显示回盲部形态不规则,见充盈缺损影(图 2-11A、B)。治疗后 X 线钡餐造影显示回盲部形态不规则,充盈缺损较前减小(图 2-11C、D)。肠镜见回盲部见不规则隆起性、溃疡性病变,上覆污秽苔,管腔狭窄(图 2-11E、F)。

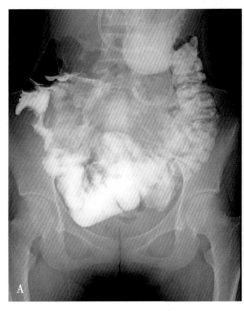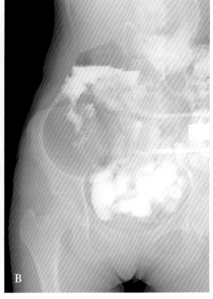

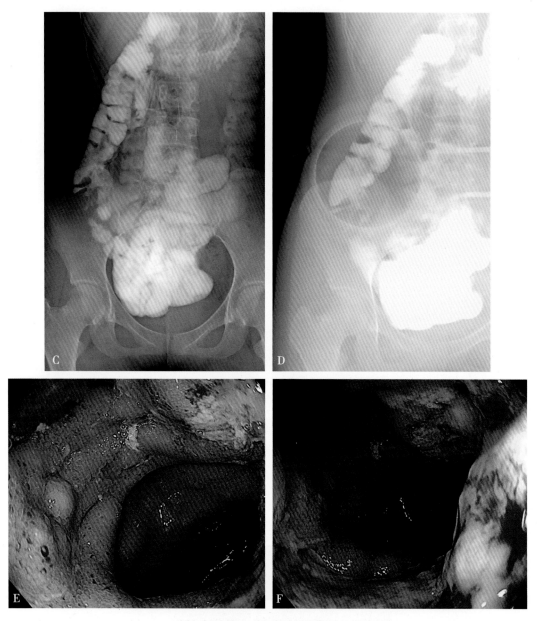

A～D.不同角度及时间 X 线钡餐造影图像；E、F.肠镜图像

图 2-11　回盲部结核 X 线及肠镜表现

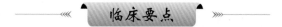

19 岁，女性，以"间断腹痛、恶心、呕吐 7 月余"为主诉入院，查体未见明显阳性体征。治疗前 X 线钡餐造影显示回盲部形态不规则，管腔内见充盈缺损。抗结核治疗后，患者回盲部仍存在病变，但明显好转。结合患者的年龄、临床表现及典型影像特征、治疗后复查结果，诊断为结肠结核。

◀◀◀ **临床要点** ▶▶▶

结肠结核（tuberculosis of colon）是结核分枝杆菌引起的结肠肠道慢性特异性感染，好发于中青年,女性多于男性,回盲部多见。病理分型为溃疡型,约占 60% ;增生型,约占 10% ;混合型,约占 30% 。

　　临床症状主要为发热、盗汗、乏力等全身症状表现。此外,患者还会因疾病类型表现出腹痛、腹泻、肠梗阻等腹部症状,腹痛最常见。

【影像学表现】

　　1. X 线造影表现　①溃疡型肠结核:肠管痉挛收缩,黏膜皱襞紊乱,钡剂到达病变区即迅速被推向远侧肠管,不能正常停留,称之为"跳跃征",此乃溃疡型肠结核的特征性表现。病变进一步发展,病变部位黏膜增粗、紊乱,肠壁出现龛影,多沿肠壁环形分布,肠壁边缘不整,回盲部结核可引起局限性腹膜炎,导致腹膜与周围肠管粘连。②增生型肠结核:回肠末段、盲肠和升结肠变形、狭窄、缩短和僵直,结肠袋消失,激惹不明显。狭窄近段肠腔扩张,黏膜皱襞增生、紊乱、消失,常形成多发结节状充盈缺损。回盲瓣常受侵犯,表现为增生肥厚,使盲肠内侧壁凹陷变形。③混合型:常合并以上两种表现。

　　2. CT 表现　①肠壁增厚、肠腔狭窄:是最常见的表现,急性炎症期肠壁呈分层状强化,表现为"靶征"和"双环征",随着病程的发展,结核性肉芽肿和纤维化形成导致肠壁呈不规则增厚,增强扫描呈均匀或不均匀强化。②病变段肠周围结构改变:周围脂肪组织模糊、结构紊乱,随着病程进展,邻近腹膜增厚,小肠、肠系膜粘连、边界不清,增强扫描不均匀强化,表现为特征性的"污迹征"。③淋巴结增多、增大、钙化,典型表现为环形强化。④腹腔内钙化灶:是肠结核肠外表现中最具鉴别诊断价值的特征之一。

　　3. 肠镜表现　病变主要累及回盲部,回盲瓣充血、水肿,肠道增厚、变形或溃疡,环形溃疡为其特征性表现,病变肠道内还可出现阶段性、不规律性狭窄。

　　肠结核的放射学诊断目前仍以钡剂造影与 CT 检查为主。由于其缺乏特异性症状,故早期诊断有一定难度,结合病史、实验室检查,尤其是肠镜与病理,可为临床诊断提供理论依据。

【鉴别诊断】

　　1. 溃疡性结肠炎　肠壁增厚程度较轻,溃疡大多表浅、多发、形态各异、大小不等,而肠结核溃疡多为横向,呈环形。

　　2. 克罗恩病　两者病变虽均为跳跃性分布,但肠结核的跳跃区短于克罗恩病,且克罗恩病的溃疡多为纵向,与肠结核不同。

　　3. 结肠肿瘤　右半结肠癌中晚期管腔狭窄,黏膜中断,可见"苹果核样"征象,可较早、较多并发肠梗阻,病变局限,不累及回肠。CT 增强扫描增厚肠壁呈明显强化,强化程度较肠结核高。

四、肠脂垂炎

　　病例 1　男,67 岁,主诉:体检发现腹腔高密度结节 3 d。横断位动脉期 CT 显示乙状结肠旁薄壁脂肪密度增高影(图 2-12A);横断位静脉期 CT 显示乙状结肠旁脂肪密度影,未见强化(图 2-12B);冠状位静脉期 CT 显示腹腔内类圆形低密度影(图 2-12C);矢状位静脉期 CT 较宽窗位显示病变中心脂肪密度较周围正常肠系膜脂肪密度略高(图 2-12D)。

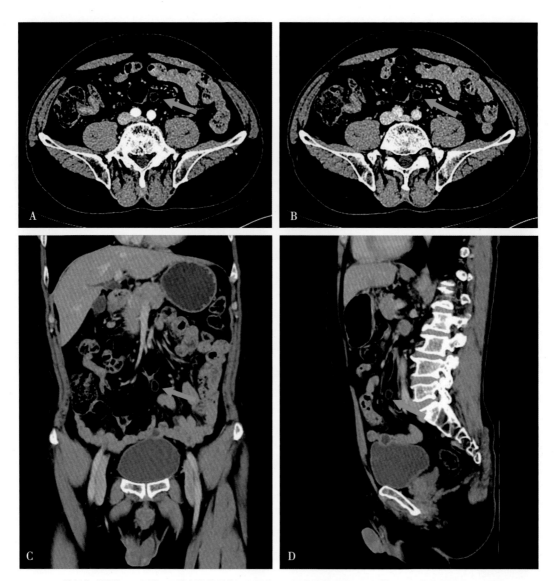

A. 横断位动脉期 CT 图像;B. 横断位静脉期 CT 图像;C. 冠状位静脉期 CT 图像;D. 矢状位静脉期 CT 图像

图2-12 肠脂垂炎 CT 表现(病例1)

诊断思路

67 岁男性,以"体检发现腹腔高密度结节 3 d"为主诉入院,查体未见明显阳性体征。CT 显示乙状结肠旁肠系膜结节状脂肪影,其密度略高于周围正常腹膜脂肪,周围环以低密度渗出或积液影,增强无强化。此环为炎性渗出或纤维包裹。此患者具有肠脂垂炎相对典型影像特征,故诊断为肠脂垂炎。

病例2 男,34 岁,主诉:左侧腹痛 3 d。实验室检查:单核细胞百分数 11.4%(↑),单核细胞绝对值 0.74×10⁹/L(↑),C 反应蛋白 13.18 mg/L(↑)。横断位 CT 平扫显示降结肠外侧卵圆形低密度影,内为脂肪密度影及点状软组织密度影,周围见渗出影(图 2-13A);横断位动脉期 CT 显示囊壁轻度强化(图2-13B);横断位静脉期CT显示囊壁轻中度强化(图2-13C);矢状位静脉期CT显示腹腔内卵圆形低密度影(图2-13D)。

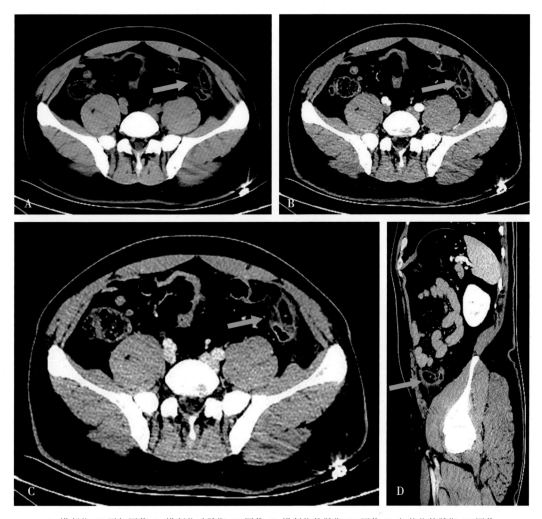

A.横断位CT平扫图像;B.横断位动脉期CT图像;C.横断位静脉期CT图像;D.矢状位静脉期CT图像

图2-13 肠脂垂炎CT表现(病例2)

诊断思路

34岁男性,以"左侧腹痛3 d"为主诉入院,查体未见明显阳性体征。实验室检查提示有炎性反应,C反应蛋白水平升高。CT显示降结肠外侧卵圆形低密度影,内为脂肪密度影及点状软组织密度影,囊壁轻中度强化,周围渗出,提示急性表现。结合患者的临床表现及典型"环征"和"中心点征",故诊断为急性肠脂垂炎。

临床要点

肠脂垂炎(epiploic appendagitis)多发于乙状结肠、盲肠,可于任何年龄发病,但多见于40~50岁男性,肥胖者易患。可分为继发性和原发性,继发性主要是肠脂垂周边一些组织发生炎症,肠脂垂被侵犯,引起肠脂垂炎。原发性是由于肠脂垂出现了扭转或是静脉血栓,从而引发了缺血,导致肠脂垂脂肪发生坏死,是一种良性自限性疾病。

临床症状主要表现为腹部剧烈性疼痛,位置固定或局限,部分患者为腹部局限性压痛或局部肌紧张、反跳痛。疼痛部位与梗死肠脂垂位置有关,多为左下腹或右下腹,较少出现全身症状,少数见恶心呕吐、白细胞升高等。

【影像学表现】

1.CT表现 ①类圆形、卵圆形低密度脂肪组织病灶,位于结肠旁,周围多伴有炎性渗出改变。②病灶直径为1.5～3.5 cm。③软组织窗上脂肪衰减中心明显,部分病灶出现中心高密度点、不规则或线状条索影,为引流静脉血栓形成或病灶内出血。病灶中心的点状高密度影("中心点征")具有特征性,但并不是所有病例都有。④病灶边缘有一圈环状高密度影("环征"),为炎性增厚的脏腹膜,周围脂肪间隙模糊。⑤多数结肠壁厚度正常,少部分增厚。⑥CT增强病灶边缘呈轻至中度强化。⑦最后病灶吸收、消退,少许病灶残存纤维条索影。

2.超声表现 可见局部位置直径<5 cm的卵圆形脂肪密度肿块,与结肠浆膜面毗邻,周围呈炎性渗出改变。然而位于结肠旁的肠脂垂炎一定程度上会受到肠道内气体的影响,同时肥胖患者与腹部深部肠脂垂炎患者使用超声检查均有可能出现漏诊的情况。

3.MRI表现 ①T_1、T_2加权抑脂像,可见椭圆形高信号的肿块。②高信号中心可见片、条状略高信号。③在T_1加权图像上脂肪信号肿块的周边可见环形增强腹膜,灶周絮状高信号水肿。

肠脂垂炎较为罕见,易误诊、漏诊,CT上存在典型性影像表现,可以准确发现及定位病灶,从而对疾病诊断发挥显著作用。

【鉴别诊断】

1.网膜梗死 典型CT表现多累及网膜1个节段,靠近升结肠和盲肠不均匀密度肿块,病灶一般>5 cm,边缘多无连续高密度环,与肠管有一定距离,偶尔大网膜炎也可直接侵犯邻近肠壁导致局限性增厚。

2.结肠憩室 合并炎症会出现壁水肿增厚、边缘毛糙,邻近结肠壁可增厚并有炎性渗出,严重的结肠憩室炎可发生穿孔、出血及脓肿等并发症。

3.肠系膜脂膜炎 典型CT表现为包绕肠系膜大血管根部向外走行的略高于脂肪密度的肿块影,边界清楚,肠系膜大血管根部周围可出现"脂肪环征",并可见淋巴结肿大,增强后病灶无明显强化,淋巴结可有强化改变。

五、感染性结肠炎

病例 男,17岁,主诉:发热20 d,大便次数增多15 d。实验室检查:血小板351×10^9/L(↑),淋巴细胞绝对值3.38×10^9/L(↑),血小板压积0.35%(↑),C反应蛋白13.18 mg/L(↑),大便隐血试验阳性(+)。横断位CT平扫显示回盲部管壁增厚(图2-14A);横断位动脉期CT显示回盲部管壁增厚,明显强化,周围淋巴结肿大(图2-14B);冠状位静脉期CT显示升结肠管壁增厚(图2-14C)。肠镜可见升结肠环形溃疡,黏液附着(图2-14D)。

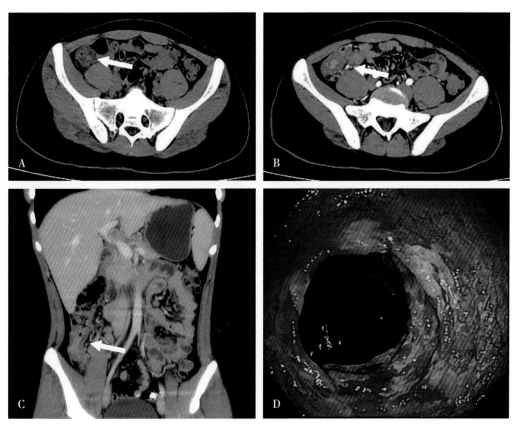

A. 横断位 CT 平扫图像；B. 横断位动脉期 CT 图像；C. 冠状位静脉期 CT 图像；D. 肠镜图像

图 2-14 感染性结肠炎 CT 及肠镜表现

诊断思路

17 岁男性，以"发热 20 d，大便次数增多 15 d"为主诉入院，查体未见明显阳性体征。实验室检查示 C 反应蛋白水平升高，提示炎性反应。CT 显示回盲部、升结肠管壁增厚，增强后分层状强化，黏膜强化明显；肠系膜淋巴结肿大，呈长梭形，增强明显强化，提示炎症性淋巴结。肠镜显示升结肠环形溃疡，黏液附着。结合患者的发热、腹泻症状及炎症性肠病影像特征，故诊断为感染性结肠炎。

临床要点

感染性结肠炎（infectious colitis，IC）包括一些由细菌感染引起的急性或慢性结肠炎，主要代表疾患为细菌性痢疾。细菌性痢疾（简称菌痢）是由志贺菌属引起的急性肠道传染病，患者大多出现在卫生条件差的发展中国家和地区，多有不洁饮食史。以 40 岁以下青壮年为主，男女比例相近，无明显差异。

临床症状主要表现为黏液脓血便、里急后重，多急性起病，伴发热、恶心呕吐及明显腹痛。

【影像学表现】

1. X 线造影表现 小肠、结肠痉挛、蠕动增强，溃疡形成时，肠边缘可见小龛影，慢性细菌性痢疾结肠明显痉挛，结肠壁僵硬如管状，结肠袋消失，肠腔狭窄。

2. 肠镜表现 表现为黏膜充血、水肿、糜烂，病变黏膜与正常黏膜界限不清，黏膜上皮坏死脱落，可形成溃疡，病变部位以乙状结肠、直肠为主，也可累及回肠末段。慢性细菌性痢疾结肠表现为纤维化、瘢痕形成，与溃疡性结肠炎较难鉴别。

细菌性痢疾的诊断目前仍以肠镜和粪便细菌学为主，结合病史及临床表现，可确定诊断。

【鉴别诊断】

溃疡性结肠炎：感染性结肠炎多起病急，肠镜可见小溃疡形成；溃疡性结肠炎病程迁延，肠镜多见炎性息肉形成，结合肠镜检查与粪便细菌学，可资鉴别。

六、缺血性结肠炎

病例 1 男，52 岁，主诉：左下腹疼痛 10 余天。实验室检查：红细胞沉降率 24.00 mm/h（↑），C 反应蛋白 28.56 mg/L（↑），铁蛋白 603.50 ng/mL（↑），纤维蛋白原 4.21 g/L（↑）。横断位 CT 平扫显示降结肠末段管壁增厚，相应管腔狭窄，周围伴絮状渗出（图 2-15A）；横断位动脉期 CT 显示肠壁未见明显强化（图 2-15B）；横断位静脉期 CT 显示肠壁轻度强化（图 2-15C）；冠状位静脉期 CT 清晰显示病变累及的范围（图 2-15D）。肠镜可见降结肠末段肠壁水肿充血（图 2-15E）。病理显示黏膜慢性炎（图 2-15F）。

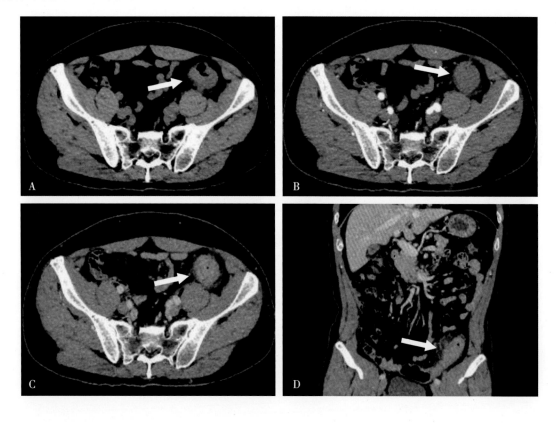

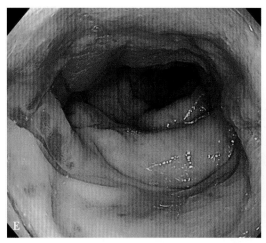
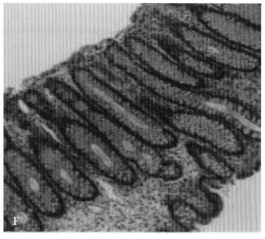

A. 横断位 CT 平扫图像; B. 横断位动脉期 CT 图像; C. 横断位静脉期 CT 图像; D. 冠状位静脉期 CT 图像; E. 肠镜图像; F. 病理图像

图 2-15　缺血性结肠炎 CT、肠镜及病理表现

诊断思路

52 岁男性, 以"左下腹疼痛 10 余天"为主诉入院。CT 显示降结肠局部管壁不均匀增厚, 轻度强化, 相应肠管管腔狭窄, 周围见片絮状渗出影。肠镜显示降结肠末段黏膜散在充血、片状发红、水肿, 肠腔未见明显狭窄。病理显示降结肠送检组织黏膜慢性炎。结合患者的临床表现、实验室检查及典型影像特征, 拟诊断为缺血性结肠炎。

病例 2　男, 58 岁, 主诉: 腹痛伴黑便 27 h。实验室检查: 红细胞 3.81×10^{12}/L(↓), 血红蛋白 115 g/L(↓), 红细胞沉降率 29.00 mm/h(↑), C 反应蛋白 11.37 mg/L(↑), 纤维蛋白原 4.19 g/L(↑), D-二聚体 1.18 mg/L(↑), 大便隐血试验阳性(+)。横断位 CT 平扫显示升结肠、降结肠管壁增厚, 浆膜层毛糙, 周围可见渗出(图 2-16A); 横断位动脉期 CT 显示升结肠、横结肠管壁增厚, 肠壁明显分层强化(图 2-16B、C); 横断位静脉期 CT 显示肠壁强化程度减低(图 2-16D); 冠状位静脉期 CT 清晰显示结肠病变累及范围(图 2-16E、F)。肠镜可见累及肠段黏膜片状充血、糜烂(图 2-16G)。病理显示黏膜慢性炎伴糜烂(图 2-16H)。

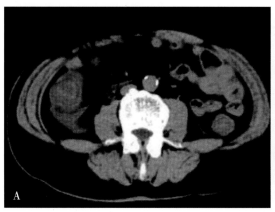
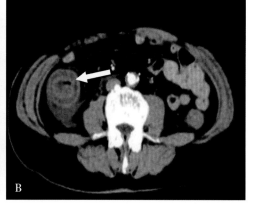

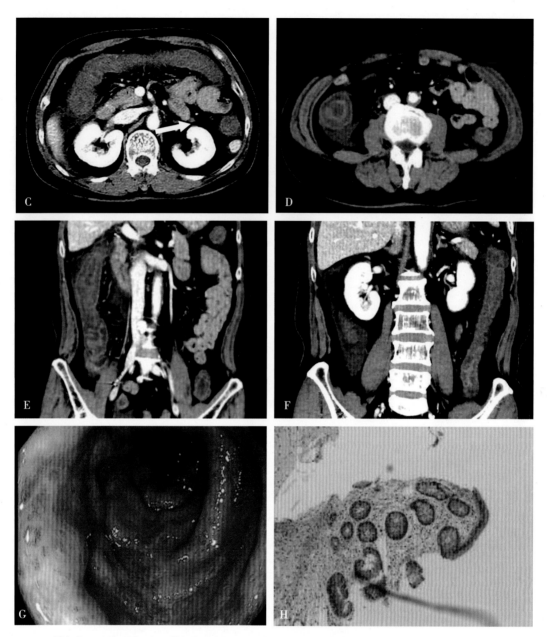

A. 横断位 CT 平扫图像；B、C. 横断位动脉期 CT 图像；D. 横断位静脉期 CT 图像；E、F. 冠状位静脉期 CT 图像；

G. 肠镜图像；H. 病理图像

图 2-16 缺血性结肠炎 CT 及肠镜表现

诊断思路

58 岁男性，以"腹痛伴黑便 27 h"为主诉入院，查体未见明显阳性体征。实验室检查示贫血，大便隐血试验阳性，伴有炎性反应。CT 显示升结肠、横结肠及降结肠管壁弥漫增厚，浆膜层毛糙，周围脂肪间隙多发渗出；增强扫描动脉期呈分层强化，黏膜层明显强化，黏膜下层水肿，肌层及浆膜层中度强化，静脉期黏膜强化程度减低，整体肠管呈缺血水肿样改变。肠镜显示升结肠至乙状结肠黏膜片状充血、糜烂，升结肠至横结肠明显。病理显示升结肠送检组织黏膜慢性炎伴糜烂。结合患者的临床表现及结肠病变影像特征，拟诊断为缺血性结肠炎。

　　缺血性结肠炎又名坏死性结肠炎,它是由于任何一段结肠缺血而出现的病变,好发于中老年女性,其病因尚不明确,最直接原因可能为局部灌注不足和再灌注损伤。常见的危险因素有高血压、糖尿病、冠心病、血脂异常、慢性阻塞性肺疾病、充血性心力衰竭、心房颤动、周围血管疾病、肾脏疾病等。中青年发病者多有便秘、腹部手术等,结肠镜检查、结肠息肉手术、口服泻药、服用激素等均有诱发报道。

　　临床上初期表现为持续性腹痛,伴呕吐、腹泻、便血等,继而出现腹胀、肠鸣音消失、发热,严重时可出现休克;修复期时,受累肠段纤维化,严重时可导致肠腔狭窄,引起肠梗阻。

【影像学表现】

　　1. X 线造影表现　受累的肠管黏膜皱襞粗大,结肠袋变浅或消失,肠管出现痉挛,可见一大段肠管变细狭窄。严重时出现多发的花边状或指压状外缘,指压状缺损可出现在结肠壁两侧,且常不对称,在肠管中间可出现类似小肠黏膜的横形增粗黏膜皱襞,即所谓"横脊征"。当肠壁内血肿消失,花边状或指压状外缘现象消失,到修复期,肠壁纤维化使肠壁的一侧变得平直、僵硬,在肠系膜对侧出现囊袋状突起如假憩室状。如纤维化继续进行,受累肠管变成长管状、外部光滑的向心性狭窄段。

　　2. CT 表现　病变早期表现为结肠壁不规则增厚,增强扫描病变肠段可轻度强化或不强化,病变肠管呈节段分布,密度均匀,少数可见分层现象,结肠袋变浅甚或消失。肠系膜如有出血,则密度升高;严重缺血时,可见肠壁轮廓模糊不清,腹腔或肠腔内出现高密度的血性积液;修复期,可见肠壁增厚,密度增高,肠腔狭窄呈节段性,继发肠梗阻时,可有相应的 CT 表现。

　　3. 肠镜表现　病变呈节段性分布,与正常黏膜分界清楚。早期或轻症患者仅见黏膜充血、水肿、糜烂,随着病变加重,可出现溃疡、狭窄。

　　缺血性结肠炎的放射学诊断目前仍以 CT 扫描为主,急诊肠镜及病理检查能早期确诊,排除肠镜禁忌证(如肠坏疽、肠穿孔等)后应尽量在 48 h 内行肠镜检查,以免延误治疗。

【鉴别诊断】

　　1. 结肠癌　X 线上有悬挂边缘、偏心性狭窄、环形缺损等特征。

　　2. 克罗恩病　有"卵石征"、节段性分布、回肠末端常较常受累等征象。

第三节　肠套叠

　　病例 1　男,2 岁,代主诉:哭闹 2 d,停止排气排便 24 h。查体:全腹膨隆,脐周压痛,腹肌紧张,无反跳痛。实验室检查:血红蛋白 102.0 g/L(↓),中性粒细胞百分数 21.9%(↓),淋巴细胞百分数 65.8%(↑)。X 线气灌肠检查可见气体在结肠右曲受阻,肠腔见软组织密度,病变处呈"杯口状"(图2-17A);多次脉冲式加压充气后,套叠部位复位,肠腔通畅,气体进入小肠(图2-17B)。

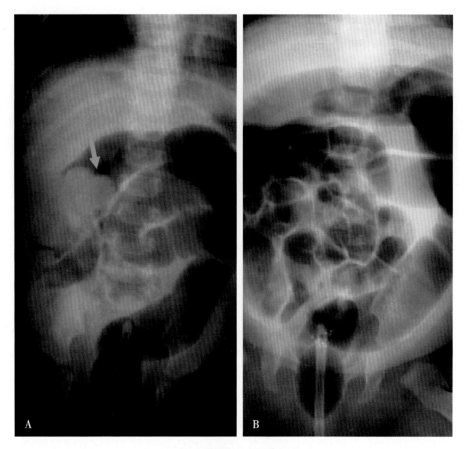

A.加压充气前;B.加压充气后

图2-17　肠套叠X线表现

诊断思路

2岁男孩,以"哭闹2 d,停止排气排便24 h"为代主诉入院。X线气灌肠提示结肠右曲肠腔内软组织密度,且气体通行受阻,病变部位呈"杯口征"。连续多次脉冲式气体灌肠后,结肠内软组织消失,肠腔通畅,气体进入小肠。本例患儿具有典型的临床表现及典型影像特征如"杯口征",且临床治疗有效,故诊断为肠套叠。

病例2　男,14岁,主诉:腹痛12 h。查体:右下腹压痛,无反跳痛,右下腹可触及大小约6 cm×8 cm质软团块,活动可。X线钡剂灌肠造影显示结肠逆向充盈,气体在回盲部通过受阻,局部肠管可见不规则软组织团块影(图2-18A、B)。腹部横断位CT平扫显示回盲部袖套样改变,回肠末端进入升结肠内(图2-18C、D);横断位动脉期CT可见套叠肠壁强化(图2-18E、F);冠状位静脉期CT显示套叠肠管(图2-18G);横断位静脉期CT显示回盲部肠壁增厚,轻度强化(图2-18H)。肠镜可见回肠末端可见巨大球形新生物(图2-18I)。病理显示Burkitt淋巴瘤(图2-18J)。

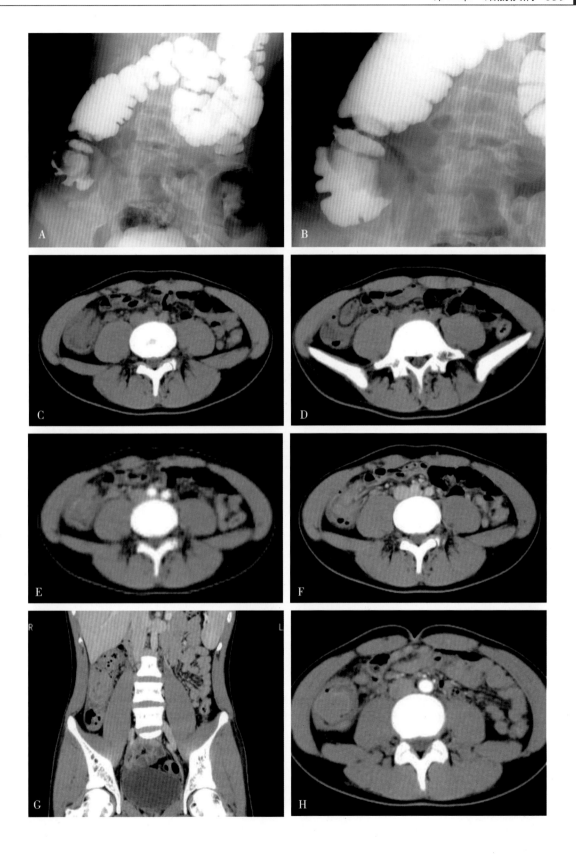

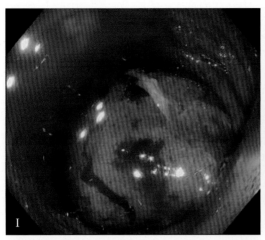
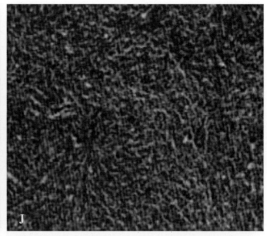

A、B. X 线钡剂灌肠造影图像;C、D. 横断位 CT 平扫图像;E、F. 横断位动脉期 CT 图像;G. 冠状位静脉期 CT 图像;H. 横断位静脉期 CT 图像;I. 肠镜图像;J. 病理图像

图 2-18 淋巴瘤伴肠套叠 X 线、CT 及肠镜表现

诊断思路

14 岁男性,以"腹痛 12 h"为主诉入院,查体右下腹压痛,无反跳痛,右下腹可触及大小约 6 cm×8 cm 质软团块,活动可。X 线钡剂灌肠造影示回盲部软组织团块并套叠。CT 示回盲部袖套样改变,并见肠系膜牵拉进入,横断位可见"靶环征",套叠处见软组织密度影,增强后呈均匀强化。成人肠套叠一般都是有原因的,常见原因有淋巴瘤、炎症、平滑肌瘤、腺瘤、脂肪瘤等,CT 成像可清晰显示病变。肠镜示回肠末端巨大占位。结合患者的临床表现及典型影像特征、病理结果,故诊断为回肠末端淋巴瘤并肠套叠(回肠-升结肠型)。

病例3 男,3 岁,代主诉:阵发性腹痛、停止排气排便 6 h。查体:腹稍膨隆,右上腹可触及腊肠样包块,质硬,压痛明显,无明显反跳痛及肌紧张。实验室检查:血红蛋白 107.0 g/L(↓),C 反应蛋白 16.07 mg/L(↑),白介素-6 11.44 pg/mL(↑)。横断位 CT 平扫显示右中腹肠管壁增厚,可见同心圆表现(图 2-19A);冠状位 CT 重建显示肠腔狭窄(图 2-19B)。超声检查短轴示包块呈同心圆状(图 2-19C);长轴示包块呈套筒状(图 2-19D)。

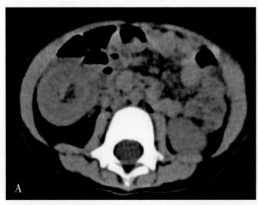
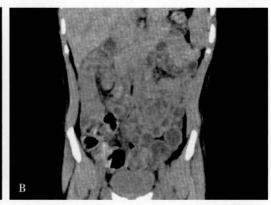

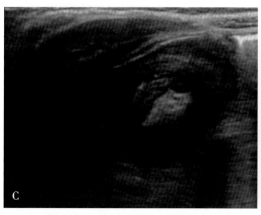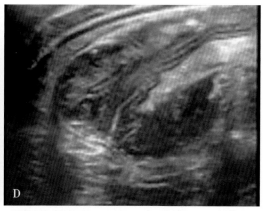

A.横断位 CT 平扫图像;B.冠状位 CT 重建图像;C.超声短轴图像;D.超声长轴图像

图 2-19 肠套叠 CT 及超声表现

诊断思路

3 岁男孩,以"阵发性腹痛、停止排气排便 6 h"为代主诉入院,查体可见腹稍膨隆,右上腹可触及腊肠样包块,质硬,压痛明显,无明显反跳痛及肌紧张。实验室检查提示贫血,并有轻度炎症反应。CT 及超声示右中腹肠管呈典型的"同心圆征""套筒征",回盲部肠系膜牵拉进入升结肠套叠部。儿童肠套叠多为肠功能异常,与肠道痉挛不规则运动有关,没有气体干扰的情况下,超声检查亦能明确诊断。因为射线辐射的原因,小儿肠套叠常用超声来诊断。本例患者有典型的临床表现及典型的 CT、超声影像特征,故诊为肠套叠。

病例 4 男,70 岁,主诉:腹泻伴便中带血 1 月余。查体:右下腹轻压痛,无反跳痛,右下腹可扪及包块。横断位 CT 平扫显示右侧回盲部肠壁增厚,可见肠套叠征象(图 2-20A);横断位动脉期 CT 显示远侧肠腔内脂肪密度团块(图 2-20B);横断位静脉期 CT 显示"腊肠状"肠管及远侧脂肪密度包块(图 2-20C);矢状位静脉期 CT 清晰显示套叠肠管(图 2-20D);冠状位静脉期 CT 显示远侧肠腔内脂肪密度不规则团块影(图 2-20E);横断位 CT 平扫显示升结肠内见团块状脂肪密度影(图 2-20F);横断位动脉期 CT 显示肿块轻度强化(图 2-20G)。病理显示黏膜下脂肪瘤(图 2-20H)。

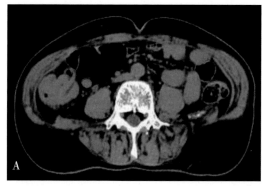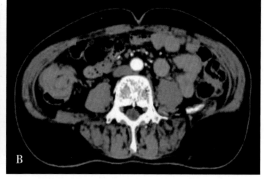

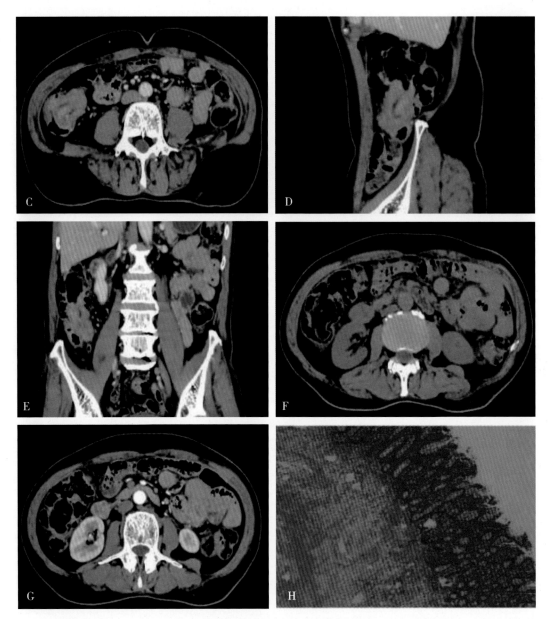

A. 横断位 CT 平扫图像；B. 横断位动脉期 CT 图像；C. 横断位静脉期 CT 图像；D. 矢状位静脉期 CT 图像；E. 冠状位静脉期 CT 图像；F、G. 横断位 CT 平扫与动脉期 CT 图像；H. 病理图像

图 2-20　肠套叠 CT 及病理表现（病例 4）

诊断思路

　　70 岁男性，以"腹泻伴便中带血 1 月余"为主诉入院，查体可见右下腹轻压痛，无反跳痛，右下腹可扪及包块。CT 示升结肠起始部肠壁增厚，近端呈"同心圆征"，肠腔内见肠壁样结构与回肠及回盲瓣相连，并见肠系膜脂肪样密度牵拉；冠状位见回盲部嵌入升结肠，增强扫描肠壁强化，其内分层环状强化，其远侧肠腔内可见脂肪密度不规则团块影，轻度包膜强化。结合患者的临床表现及典型影像特征，诊断为肠壁脂肪瘤伴肠套叠。

病例5　女,51岁,主诉:腹痛4年余,加重1周。查体:右下腹轻压痛,无反跳痛。实验室检查:糖类抗原72-4 11.30 U/mL(↑),肿瘤异常糖链糖蛋白(TAP) 133.510 U/mL(↑)。横断位CT平扫显示升结肠肠壁增厚,浆膜面毛糙,腔内见肠管样及脂肪样密度,局部见"同心圆征"(图2-21A);横断位动脉期CT显示肠壁明显不均匀强化(图2-21B);横断位静脉期CT显示肠壁呈渐进性强化(图2-21C);冠状位静脉期CT清晰显示套叠肠管外层鞘部、中层折叠部及内层折返部(图2-21D)。大体标本可见右半结肠隆起型肿块(图2-21E)。病理显示右半结肠腺癌(图2-21F)。

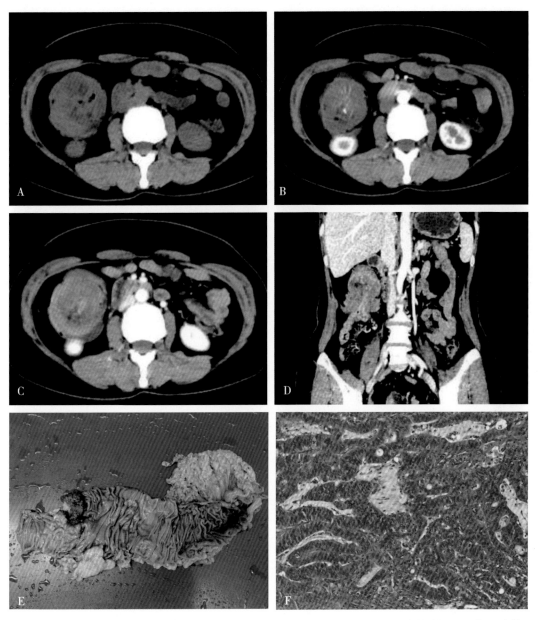

A.横断位CT平扫图像;B.横断位动脉期CT图像;C.横断位静脉期CT图像;D.冠状位静脉期CT图像;E.大体标本图像;F.病理图像

图2-21　肠套叠CT、大体标本及病理表现

诊断思路

51 岁女性,以"腹痛 4 年余,加重 1 周"为主诉入院,查体右下腹轻压痛,无反跳痛,实验室检查示糖类抗原及肿瘤异常糖链糖蛋白升高。CT 示升结肠套入部管壁不规则增厚,呈软组织团块影,增强后轻中度强化,局部见"同心圆征";冠状位可见肠管向升结肠内套入,局部肠壁呈多层结构,肠壁强化,其内分隔强化。结合患者的临床表现及典型影像特征,初步诊断为右半结肠占位伴肠套叠。最终病理结果提示占位为回盲部腺癌。

病例 6　女,52 岁,主诉:腹部隐痛 1 年余,大便带血 3 d。查体:右下腹局限性包块,轻微压痛。实验室检查:肿瘤异常糖链糖蛋白(TAP) 135.422 U/mL(↑)。横断位动脉期、静脉期增强 CT 显示升结肠起始部肠壁肿胀增厚,腔内见肠管样及脂肪样密度,局部见"同心圆征"(图 2-22A、B);冠状位静脉期 CT 清晰显示"套筒征",可见肠管外层鞘部、中层折叠部及内层折返部,并见回盲部肿瘤性病变(图 2-22C)。病理显示低分化腺癌(图 2-22D)。

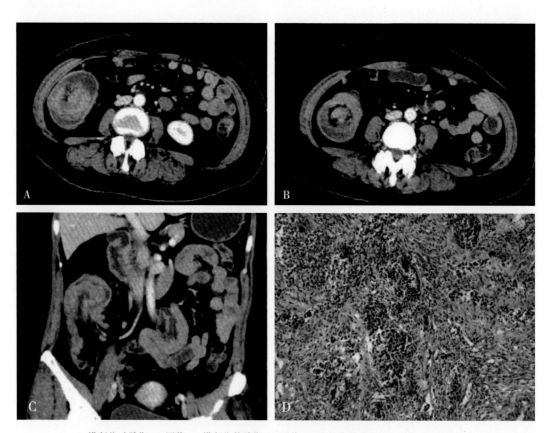

A.横断位动脉期 CT 图像;B.横断位静脉期 CT 图像;C.冠状位静脉期 CT 图像;D.病理图像

图 2-22　肠套叠 CT 及病理表现(病例 6)

诊断思路

52 岁女性,以"腹部隐痛 1 年余,大便带血 3 d"为主诉入院,查体右下腹局限性包块,轻微压痛。实验室检查示肿瘤异常糖链糖蛋白(TAP)升高。CT 示升结肠管壁增厚,局部见"同心圆征",冠状位可见典型"套筒征",符合套叠征象。套入部为回盲部,局部见不规则软组织肿块影,增强后呈中度不均匀强化,并嵌入升结肠起始部,考虑肿瘤性病变。结合患者的临床表现及典型影像特征,拟诊断为回盲部肿瘤(肠癌)伴肠套叠。最终病理诊断为低分化癌。

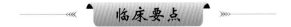

临床要点

肠套叠是由一段肠管套入相邻肠管内而产生的结构异常,按其发生部位可分为3类:回盲部套叠、小肠套叠、结肠套叠,以回盲部套叠最为常见。套叠的部分由3层肠壁组成,外层为鞘部(外鞘),中间层为套叠肠段的折入部(中筒),最内层为套叠肠段的折返部(内筒)。套入部的前端称为头部,套叠肠段的入口处称为颈部。

肠套叠发病机制较为复杂,原发性肠套叠多发生于婴幼儿,继发性肠套叠则多见于成人。儿童最常见的是回盲部套叠,临床表现典型,有突发性腹痛、血便和腹部包块三大主症。成人肠套叠多为继发性改变,80%患者有器质性病变,常与肠肿瘤、息肉、肠系膜肿大淋巴结等有关,临床症状包括不同程度的腹痛、恶心呕吐、腹胀或便血。

【影像学表现】

1.X线造影表现　X线空气或钡剂灌肠检查可见空气或钡剂在套叠处受阻,病变部位在气钡造影图像下呈"杯口状",甚至呈"弹簧状"阴影。

2.CT表现　当套叠肠祥的走行与CT扫描层面相互垂直时,套叠肠段表现为典型的高低不等5层同心环状结构,即"靶征",在轴面或重建平面与肠套叠长轴平行时表现为有多层肠壁征的"腊肠状块影"或"双肠管征",其他征象还包括"血管卷入征""肾形征""香蕉征""彗星尾征"等。套叠头部见到不规则软组织结节或肿块影时,多提示肿瘤性病变合并继发肠套叠。当CT显示套叠部近侧肠管积液、积气扩张时,表示继发肠梗阻的存在。当出现腹水和肠壁内新月形气体影时,提示肠壁有血液循环障碍。增强检查时套叠肠段出现强化程度减低或出现延迟强化时都提示肠壁血运障碍。

3.超声表现　①肠壁及横切面有"靶环征"及"同心圆征",明暗相间;②纵切面内为"套筒征",内管部分为套入部,外管部分是鞘部。反复套入,时间过长会使肠壁增厚水肿;③血流显像:在长轴切面,肠系膜可从套口部位进入肠内,形成条状血流,肠壁彩色血流显示正常。高频彩色多普勒超声能够观察套入肠壁与肠系膜血管的血供状况,有利于判断肠壁是否存有较大范围的缺血性坏死现象。

【鉴别诊断】

1.机械性结肠梗阻　结肠梗阻时,X线片可显示梗阻部位近端肠腔积气(液)扩张,并可见气液平面,无"杯口征"。CT可见肠管明显扩张,其内可见肠内容物或气液平面,并能判断梗阻部位及原因,部分患者可见粪石、肿瘤性病变等。但肠壁连续性好,无肠腔内"套筒征""同心圆征"。

2.结肠癌　结肠癌X线造影常表现为病变部位肠壁充盈缺损,黏膜皱襞紊乱,无"杯口征"。CT表现为肠壁增厚,无肠腔内"套筒征""同心圆征"等,但应注意结肠癌合并肠套叠的病例。

第四节　结肠梗阻

病例1　男,36岁,主诉:肠黏膜破裂修补术后1月余,恶心呕吐伴排便困难半月余。查体:右腹部膨隆,肠鸣音增强。实验室检查:中性粒细胞百分数81.3%(↑),单核细胞百分数10.6%(↑)。横断位静脉期CT显示升结肠肠腔明显扩张积液,可见气液平面,升结肠及横结肠近端扩张积液(图2-23A、B);冠状位静脉期CT清晰显示结肠扩张积液情况(图2-23C);冠状位静脉期CT显示右半横结肠扩张,左半横结肠肠腔缩窄(图2-23D);横断位CT平扫显示升结肠及降结肠扩张积液,腹壁可见金属缝线影及条絮状高密度影,提示术后改变(图2-23E)。肠镜显示降结肠黏膜充血水肿、糜烂,肠腔狭窄,肠镜难以通过(图2-23F)。

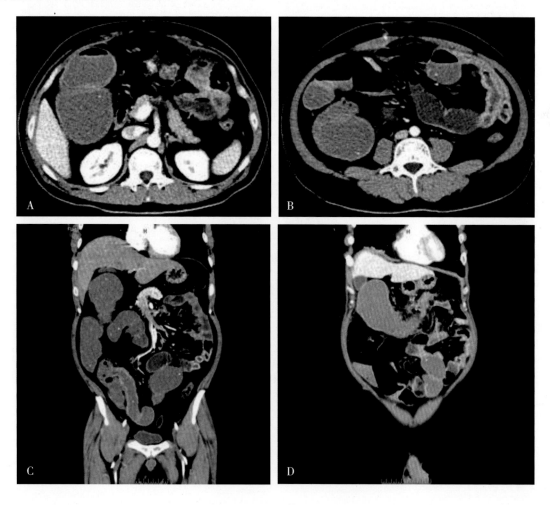

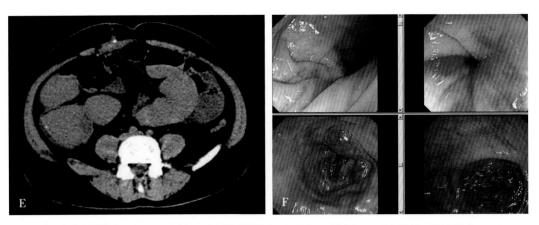

A、B.横断位静脉期 CT 图像;C、D.冠状位静脉期 CT 图像;E.横断位 CT 平扫图像;F.肠镜图像

图 2-23 结肠梗阻 CT 及肠镜表现

诊断思路

36 岁男性,以"肠黏膜破裂修补术后 1 月余,恶心呕吐伴排便困难半月余"为主诉入院,查体右腹部膨隆,肠鸣音增强。实验室检查提示炎症反应。CT 示回肠末段及升结肠、横结肠近端扩张积液,部分可见气液平面;肠镜示降结肠黏膜充血水肿、糜烂,肠腔狭窄。结合患者的临床表现及典型影像特征,拟诊断为结肠粘连性肠梗阻。

病例 2 男,47 岁,主诉:间断腹痛、腹胀 7 月余,停止排气排便 4 d。查体:腹膨隆,脐周轻压痛,无反跳痛,肠鸣音亢进。实验室检查:糖类抗原 19-9 218.00 U/mL(↑),糖类抗原 72-4 76.40 U/mL(↑)。横断位 CT 平扫显示结肠右曲肠管壁增厚,管腔狭窄(图 2-24A);横断位动脉期 CT 显示管壁不均匀明显强化,周围脂肪间隙模糊(图 2-24B);横断位动脉期 CT 显示右半结肠及小肠明显扩张积液(图 2-24C);冠状位动脉期 CT 清晰显示病变范围及扩张肠管(图 2-24D);腹部血管 VR 重建示瘤血管增粗紊乱(图 2-24E、F)。

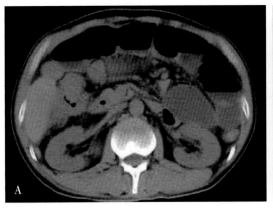
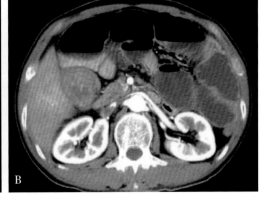

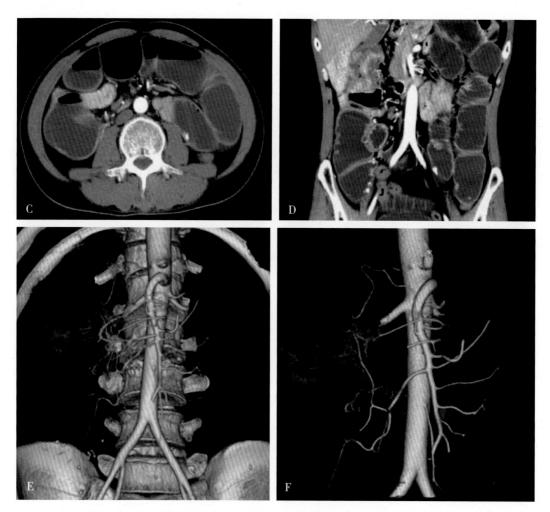

A. 横断位 CT 平扫图像；B. 横断位动脉期 CT 图像；C. 横断位静脉期 CT 图像；D. 冠状位静脉期 CT 图像；E、F. 血管 VR 重建图像

图2-24　肠梗阻 CT 及血管重建表现

诊断思路

　　47 岁男性，以"间断腹痛、腹胀 7 月余，停止排气排便 4 d"为主诉入院，查体腹膨隆，脐周轻压痛、无反跳痛，肠鸣音亢进。实验室检查糖类抗原 19-9（CA19-9）及糖类抗原 72-4 升高。CT 示结肠右曲肠壁明显增厚并肠腔狭窄，外缘毛糙、模糊，增强病变区不均匀明显强化，近端升结肠及小肠明显扩张，积气积液；血管 VR 重建可见增粗的供血动脉及繁多的引流静脉。结合患者的临床表现及典型占位性病变的影像特征，可诊断为结肠右曲恶性占位并结肠及小肠肠梗阻。

　　病例3　女，59 岁，主诉：进食后腹胀 16 d。横断位 CT 平扫显示结肠左曲肠壁增厚，肠腔狭窄，近端肠管扩张（图2-25A、B）；横断位动脉期 CT 显示结肠左曲管壁中度强化，浆膜面毛糙，轴位见肿大淋巴结影（图2-25C）；横断位静脉期 CT 显示结肠左曲肠壁持续强化，近端肠管明显扩张积液（图2-25D、E）；冠状位静脉期 CT 清晰显示肠壁增厚及肠管缩窄部位（图2-25F）。

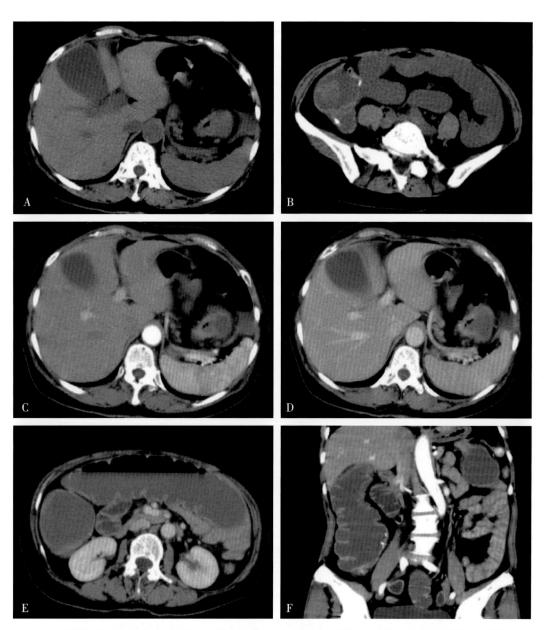

A、B.横断位 CT 平扫图像;C.横断位动脉期 CT 图像;D、E.横断位静脉期 CT 图像;F.冠状位静脉期 CT 图像

图 2-25　结肠左曲占位伴肠梗阻 CT 表现

诊断思路

　　59 岁女性,以"进食后腹胀 16 d"为主诉入院,查体未见明确阳性体征。CT 示结肠左曲肠壁增厚,管腔狭窄,浆膜面毛糙,周围脂肪间隙模糊,肠周多发稍增大淋巴结影,增强后肠壁中度较均匀强化,其近端横结肠、升结肠及小肠可见明显扩张、积液。结合患者的临床表现及典型影像特征,拟诊断为结肠左曲占位性病变并肠梗阻,肠周淋巴结转移待排。

临床要点

结肠梗阻多见于老年人，除恶性肿瘤所致外，也可能由粪块所致。结肠梗阻的主要原因有肠管肿瘤、憩室、炎性疾病以及肠道外病变（如扭转、套叠、嵌顿、肿瘤压迫等）。其中结肠癌是引起梗阻的最常见原因。梗阻早期患者有慢性腹痛伴腹胀、便秘，进食后症状加重。

【影像学表现】

1. X 线表现　结肠梗阻后，结肠内气体、液体反流入小肠，X 线片可显示位于末段回肠的气液平；腹部立卧位 X 线片除部分具有特异性的盲肠孤立性囊状扩张和盲袢综合征病例外，一般不易显示结肠扩张而误诊为小肠梗阻。

2. CT 表现　肠管扩张，管径显著增大，其内可见气液平面；也可完全为液体所充盈，肠壁变薄。结肠梗阻者平行于其结肠横径的部位呈现不连贯条状纹理。

【鉴别诊断】

1. 小肠梗阻　卧位 X 线片检查时小肠胀气肠袢居中央，结肠占据腹部外周。CT 可明确显示梗阻位置（扩张与萎陷肠管之间的移行带）。

2. 结肠 CT 造影检查　该检查一般需口服或经肛门灌注温开水或生理盐水，会导致肠管扩张积液及积气，一般询问病史可资鉴别。

第五节　结肠扭转

病例 1　男，80 岁，主诉：腹痛、腹胀 5 h。查体：腹胀明显，左下腹压痛、无反跳痛，肠鸣音亢进。X 线钡剂灌肠造影显示乙状结肠局部呈"螺旋状"及"鸟嘴状"改变，扭转处肠管变细，可见少许钡剂通过，乙状结肠呈闭袢样扩张，降结肠近段肠管扩张（图 2-26）。

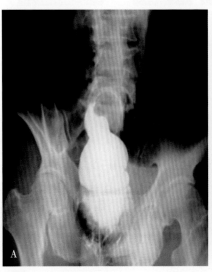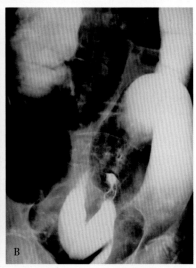

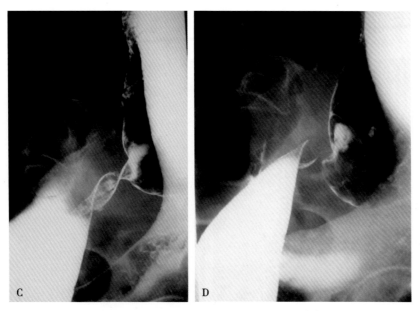

A. 正位图像;B. 斜位图像;C、D. 不同角度局部放大显示肠扭转

图 2-26 肠扭转 X 线造影表现

【诊断思路】

80 岁男性,以"腹痛、腹胀 5 h"为主诉急诊入院,查体腹胀明显,左下腹压痛、无反跳痛,肠鸣音亢进。X 线钡剂灌肠造影示乙状结肠扭转,可见闭袢扩张肠管及扭转狭窄肠管。结合患者的临床表现及典型影像特征,可诊断为乙状结肠扭转。

病例 2 男,64 岁,主诉:持续腹痛、腹胀,伴肛门停止排气排便 3 d。查体:腹膨隆,腹肌紧张,全腹压痛及反跳痛,肠鸣音弱。横断位 CT 平扫显示乙状结肠末段及其系膜呈螺旋状改变,近端结肠肠腔明显扩张,并见宽大气液平面(图 2-27A);横断位动脉期 CT 可见肠系膜下动脉呈"漩涡征"改变,提示乙状结肠扭转(图 2-27B);冠状位 CT 平扫即可识别肠系膜血管呈"漩涡征"(图 2-27C);冠状位动脉期 CT 显示肠系膜下动脉明显呈"漩涡征"改变(图 2-27D)。

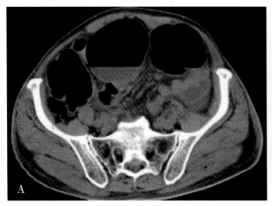
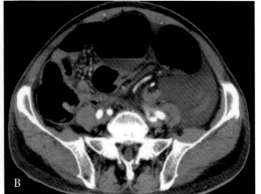

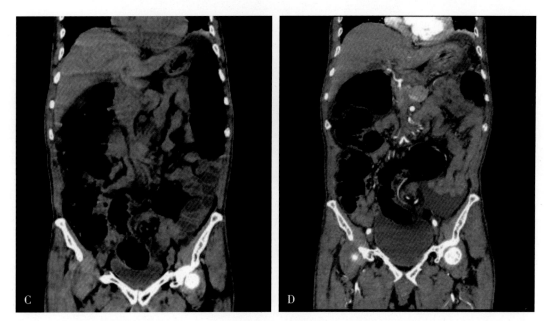

A. 横断位 CT 平扫图像；B. 横断位动脉期 CT 图像；C. 冠状位 CT 平扫图像；D. 冠状位动脉期 CT 图像

图 2-27　肠扭转 CT 表现（病例 2）

诊断思路

　　64 岁男性，以"持续腹痛、腹胀，伴肛门停止排气排便 3 d"为主诉入院，查体腹膨隆，腹肌紧张，全腹压痛及反跳痛，肠鸣音弱。乙状结肠是腹膜内位器官，活动度大，长度较长。随着年龄的增长，肠系膜松弛，老年人极易发生肠扭转。本例患者 CT 示乙状结肠末段肠腔塌陷、明显狭窄，其系膜及血管呈"漩涡征"改变，近端结肠明显扩张、积气积液，并见宽大气液平面。结合患者的临床表现及典型影像特征，可诊断为乙状结肠扭转伴肠梗阻。

　　病例 3　男，73 岁，主诉：腹痛、腹胀，停止排气排便 5 d。查体：腹膨隆，无压痛、反跳痛。CT 定位像，腹腔肠管明显积气扩张，乙状结肠部位呈"咖啡豆征"改变（图 2-28A）。X 线钡剂灌肠造影示乙状结肠局部肠管呈螺旋状改变，邻近肠管扩张（图 2-28B）。横断位 CT 平扫显示乙状结肠走行扭曲，局部似呈"漩涡征"改变，近端结肠肠腔明显扩张，内见气液平面（图 2-28C）；横断位动脉期、静脉期 CT 显示肠系膜血管呈"漩涡征"改变（图 2-28D、E）；冠状位静脉期 CT 清晰显示扭转肠管（图 2-28F）。

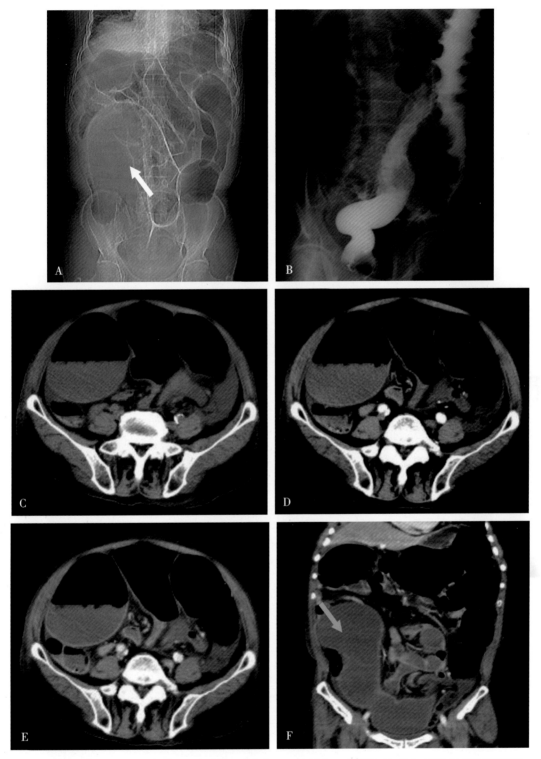

A. CT 定位图像；B. X 线钡剂灌肠造影图像；C. 横断位 CT 平扫图像；D. 横断位动脉期 CT 图像；E. 横断位静脉期 CT 图像；F. 冠状位静脉期 CT 图像

图 2-28　肠扭转 X 线及 CT 表现

诊断思路

　　73岁男性,以"腹痛、腹胀,停止排气排便5 d"为主诉入院,查体腹膨隆,无压痛、反跳痛。X线钡剂灌肠造影示乙状结肠呈"螺旋征"改变。CT示乙状结肠扭转,肠系膜血管呈"漩涡征",肠腔扩张,积气、积液。结合患者的临床表现及典型影像特征,可诊断为乙状结肠扭转并肠梗阻。

　　病例4　男,49岁,主诉:腹痛、腹胀6 d。查体:腹膨隆,可见肠型,下腹部压痛,肠鸣音亢进。横断位动脉期、静脉期CT显示乙状结肠扭转,肠系膜血管呈"漩涡征"(图2-29A、B);冠状位静脉期CT显示肠系膜及血管显示典型逆时针"漩涡征"表现,腹腔内肠管扩张、积液积气(图2-29C);CT定位像显示腹腔肠管明显扩张(图2-29D)。

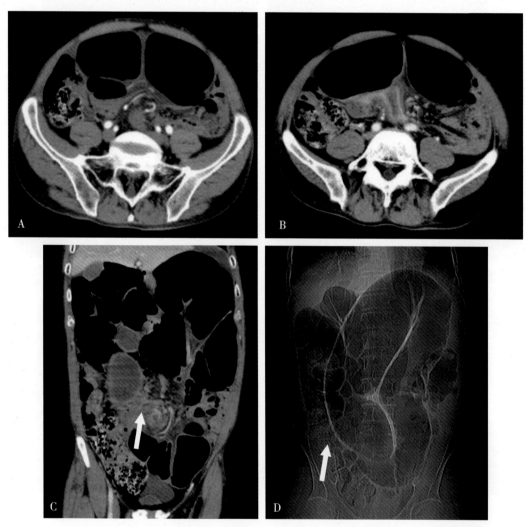

A. 横断位动脉期 CT 图像;B. 横断位静脉期 CT 图像;C. 冠状静脉期 CT 图像;D. CT 定位图像

图2-29　肠扭转 CT 表现(病例4)

诊断思路

49 岁男性,以"腹痛、腹胀 6 d"为主诉入院,查体腹膨隆,可见肠型,下腹部压痛,肠鸣音亢进。CT 示乙状结肠肠腔狭窄,近端肠腔明显积液扩张,肠系膜血管呈典型"漩涡征"表现。结合患者的临床表现及典型影像特征,拟诊断为乙状结肠扭转。

—◀◀ **临床要点** ▶▶—

结肠扭转是结肠袢以其系膜的长轴为中枢发生扭转,扭转发生后肠袢两端均受压,故形成闭袢型肠梗阻。结肠扭转 90% 发生于乙状结肠,小部分发生在盲肠,横结肠扭转极少见。由于先天性发育不良致升结肠、降结肠管游离,有较大活动度时可使由细长系膜悬吊或与粘连有关的肠管发生扭转,甚至全结肠扭转。乙状结肠扭转可分为闭袢型和非闭袢型。乙状结肠扭转的主要症状是中下腹急性腹痛和进行性腹胀,其他肠梗阻症状如恶心、呕吐和便秘等。

【影像学表现】

1. X 线造影表现　非闭袢型结肠扭转表现:扭转以上结肠扩张,一般不超过 10 cm。扩张结肠位于中腹部或左腹部,回肠可轻度扩张。立位时,扩张结肠内无或有少量液体。闭袢型结肠扭转表现:扭转以上结肠扩张明显,一般超过 10 cm。立位时可见 2 个较宽的气液平面形成。扩张的乙状结肠呈"马蹄铁状"或表现为"咖啡豆征"。X 线钡剂灌肠造影表现完全梗阻时,钡剂充盈致乙状结肠下部呈"鸟嘴状"。如梗阻不完全,少量钡剂进入扭转的肠袢,可见螺旋状变细肠管。

2. CT 表现　输入段与输出段肠管与扫描层面平行,输入段表现为由粗变细,输出段表现为由细变粗,呈"鸟嘴征"。肠系膜血管束呈放射状向闭袢的根部聚拢,呈"漩涡征"改变。

【鉴别诊断】

需与盲肠扭转、小肠扭转鉴别。根据梗阻部位及肠管扩张情况,借助 X 线平片、X 线钡剂灌肠造影和 CT 扫描容易诊断。卵巢囊肿合并蒂扭转主要通过超声检查进行鉴别。

第六节　结肠肿瘤

一、结肠息肉和息肉综合征

病例 1　男,44 岁,主诉:腹部不适 2 月余。X 线钡剂灌肠造影:横结肠肠腔可见多发圆形充盈缺损,部分边缘光滑整齐,部分表面欠光整,可见斑点状钡剂残留(图 2-30)。

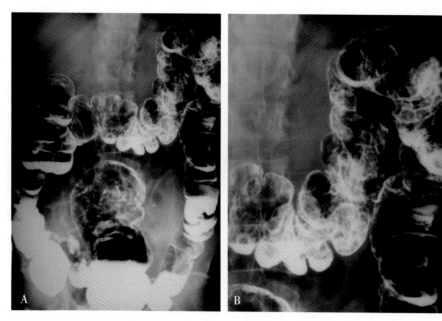

A.钡剂灌肠全貌图像;B.局部放大显示图像

图2-30 结肠息肉X线造影表现

诊断思路

44岁男性,以"腹部不适2月余"为主诉入院,查体未见明显阳性体征。X线钡剂灌肠造影示肠腔多发圆形或类圆形充盈缺损影,正常结肠袋显示欠佳。该患者具有典型影像特征,拟诊断为结肠息肉,需结合肠镜检查进一步确诊,排除息肉瘤变。

病例2 女,44岁,主诉:体检发现结肠息肉4年,腹胀20 d。大肠气钡双重造影显示横结肠、降结肠多发结节状充盈缺损影,边缘光滑,大小较一致(图2-31A、B)。肠镜可见回盲部至直肠黏膜满布直径5～15 mm的息肉,有蒂,表面黏膜充血(图2-31C)。病理(全结肠)显示多发性绒毛管状腺瘤,考虑为家族性腺瘤性息肉病(图2-31D)。

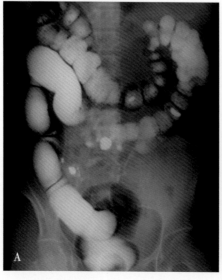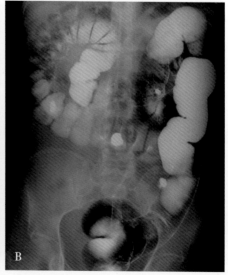

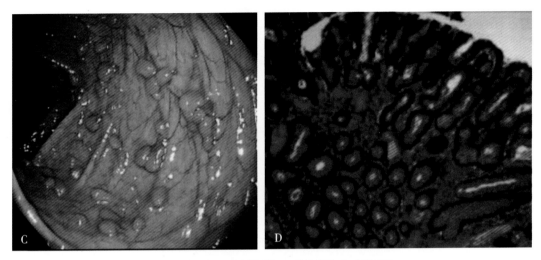

A、B. X 线气钡双重造影图像;C. 肠镜图像;D. 病理图像

图 2-31 结肠息肉 X 线造影、肠镜及病理表现

诊断思路

44 岁女性,以"体检发现结肠息肉 4 年,腹胀 20 d"为主诉入院。大肠气钡双重造影示横结肠、降结肠多发结节状外突充盈缺损影,边界光滑,排除气体影。肠镜示全结肠满布息肉。结合患者的临床表现及典型影像特征,可诊断为结肠息肉综合征。

病例 3 男,17 岁,主诉:间断大便带血 5 年,加重半年。实验室检查:血红蛋白 110.0 g/L(↓),大便隐血试验阳性(+)。横断位 CT 平扫显示结肠壁不规则增厚,可见小结节突起影(图 2-32A);横断位动脉期 CT 显示肠壁轻度强化(图 2-32B)。肠镜可见结肠密布直径 0.3~1.0 cm 的息肉样隆起(图 2-32C)。病理显示管状腺瘤(图 2-32D)。

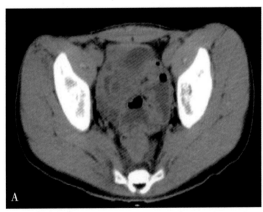
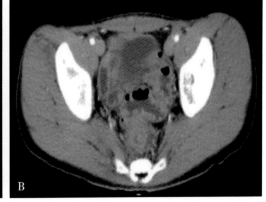

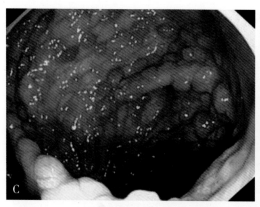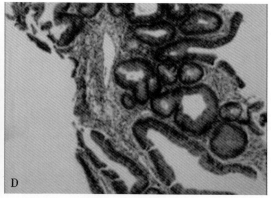

A.横断位CT平扫图像;B.横断位动脉期CT图像;C.肠镜图像;D.病理图像

图2-32 结肠息肉综合征CT、肠镜及病理表现

诊断思路

17岁男性,以"间断大便带血5年,加重半年"为主诉入院,查体无明显阳性体征。实验室检查示贫血,大便隐血试验阳性。CT示结肠壁稍增厚,可见多发结节样突起影,边界清。患者肠道未准备,肠腔扩张有限,CT直接诊断息肉病有些困难,且对于直径<1 cm的息肉,CT直接诊断价值有限。肠镜是诊断息肉的金标准。本病例肠镜提示全结肠散在多发息肉样隆起,表面光滑或充血,亚蒂或无蒂。结合患者的临床表现及影像特征,尤其是肠镜表现,可诊断为结肠息肉综合征。

临床要点

结肠息肉是指生长在结肠黏膜表面上的赘生物,结肠息肉综合征是指结肠内布满数量较多(通常在100枚以上)、大小不一的隆起性病变。这是一类较少见的结肠疾病,可分为腺瘤性息肉病、错构瘤性息肉病、炎症性息肉和其他等。腺瘤性息肉病包括家族性腺瘤性息肉病(FAP)、加德纳(Gardner)综合征、特科特(Turcot)综合征。错构瘤性息肉病包括波伊茨-耶格综合征(又称黑斑息肉综合征)、幼年性息肉综合征、多发性错构瘤综合征、卡纳达-克朗凯特综合征,其他类包括增生性息肉病、多发性淋巴性息肉病。

【影像学表现】

1.X线造影表现 气钡双重造影示在气体衬托下息肉呈软组织块影,无蒂息肉正位相呈圆形或椭圆形,外绕钡环,呈"环线征",环内缘光滑清晰,外缘模糊,斜位呈双"环阴影",即"帽征";切线位则呈半圆球形阴影,边缘光滑。有蒂息肉正位相则呈双环状阴影,即"靶征"和"墨西哥帽征",内中小环边缘清楚;切线位则呈乳头状阴影,表面无钡剂包绕时,呈软组织块影,多发带蒂息肉在透视下如"蝌蚪状"上下移动。在炎症基础上形成的多发息肉,表现为多个沿管壁突向腔内的阴影,管腔狭窄,管壁线模糊,结肠袋消失。进展期改变:明显的不规则充盈缺损、僵硬的管壁、管腔狭窄及较显著的龛影征象。

2.CT表现 平扫病变显示为类圆形结节影,其内密度欠均匀,似见间隔,结节部分边界较清楚,局部与肠管关系密切,有时可以看到蒂样结构。增强后结节样软组织密度影呈辐轮状中度强化,辐轮间可见类楔形未强化密度影,辐轮中心可见强化小血管影延续至结肠肠壁,结节外缘较光整,内缘局部与肠管相连,邻近结肠肠壁未见明显增厚及异常强化灶。

3.肠镜表现　肠镜是诊断息肉的金标准。肠镜下良性息肉表现为类圆形软组织隆起,边缘光滑整齐,表面无凹陷,基底与肠壁相连,管壁柔软,活动度良好。息肉恶变的早期表现:①息肉表面毛糙不规则,呈菜花状或分叶状,还可见凹陷;②息肉较大且基底较宽(约大于3 cm);③短期内息肉倍增明显;④息肉处肠壁内陷。

【鉴别诊断】

结肠癌:结肠癌X线造影常表现为充盈缺损,肠壁僵硬。CT示肠壁增厚、毛糙,肿块边缘不光整,较易与息肉鉴别。

二、腺瘤

病例1　女,67岁,主诉:骶尾部酸胀不适20余天。查体:腹部稍膨隆,无压痛、反跳痛。横断位CT平扫显示乙状结肠肠壁稍增厚(图2-33A箭头所示);横断位动脉期CT显示肠壁较明显强化(图2-33B);横断位静脉期CT显示肠壁持续强化(图2-33C);冠状位静脉期CT显示乙状结肠肠壁偏心性增厚,明显强化(图2-33D);矢状位静脉期CT清晰显示病灶范围(图2-33E)。肠镜可见乙状结肠息肉样隆起,表面光滑(图2-33F)。大体标本可见黏膜面灰红隆起,切面灰红,界欠清(图2-33G)。病理显示结肠绒毛管状腺瘤,局部高级别腺上皮内瘤变(图2-33H)。

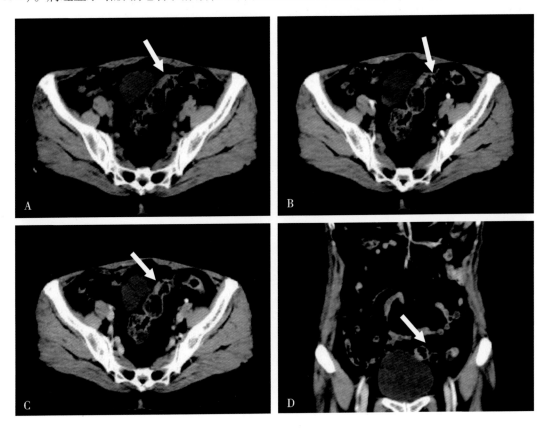

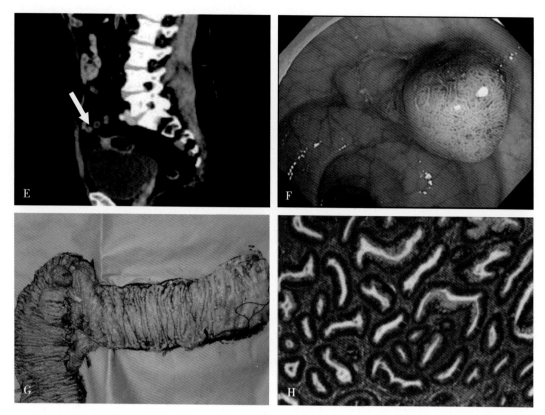

A.横断位 CT 平扫图像;B.横断位动脉期 CT 图像;C.横断位静脉期 CT 图像;D.冠状位静脉期 CT 图像;E.矢状位静脉期 CT 图像;F.肠镜图像;G.大体标本图像;H.病理图像

图 2-33 结肠腺瘤 CT、肠镜、大体标本及病理表现

诊断思路

67 岁女性,以"骶尾部酸胀不适 20 余天"入院,查体腹部稍膨隆,无压痛、反跳痛。本病例主诉与该结节无关,CT 示乙状结肠壁局限性稍增厚,管腔尚可,增强扫描中度较均匀强化,可见其宽基底与肠壁相连。肠道准备欠佳,较易漏诊,肠镜示乙状结肠处可见 1 枚息肉,黏膜表面光滑,广基底。依据患者影像特征,可诊断为结肠腺瘤或息肉,最终肠镜及病理检查提示为结肠绒毛管状腺瘤,局部高级别腺上皮内瘤变。结肠腺瘤直径增大到一定程度,需警惕恶变可能。

病例 2　男,59 岁,主诉:间断腹泻 4 月余。行 CT 检查(经肛门注入温生理盐水约 800 mL),横断位动脉期及静脉期 CT 显示乙状结肠远端肠壁一结节状隆起,边界清,可见窄基底与肠壁相连,增强病变呈中度以上强化(图 2-34A、B);冠状位静脉期 CT 清晰显示病变位置及与肠壁关系,肠壁外缘光整,系膜内未见明显肿大淋巴结(图 2-34C)。病理显示结肠腺瘤(图 2-34D)。

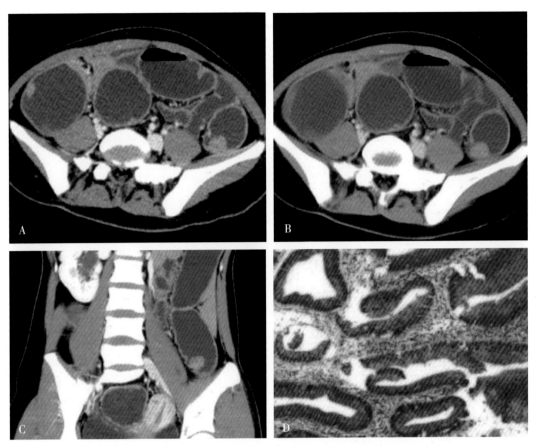

A. 横断位动脉期 CT 图像；B. 横断位静脉期 CT 图像；C. 冠状位静脉期 CT 图像；D. 病理图像

图 2-34　结肠腺瘤 CT 及病理表现

诊断思路

59 岁，男性，以"间断腹泻 4 月余"为主诉入院。CT 示乙状结肠内一结节状隆起，窄基底与肠壁相连，增强扫描呈中度均匀强化，符合良性病变表现，诊断为结肠腺瘤，后经病理证实。

病例 3　男，72 岁，主诉：间断腹部不适伴里急后重 2 年余，腹痛 3 d。查体：右下腹压痛，无反跳痛及肌紧张。横断位 CT 平扫显示右侧横结肠肠壁不均匀增厚，相应管腔狭窄（图 2-35A）；横断位增强 CT 显示肠壁中度不均匀强化（图 2-35B、C）；冠状位静脉期 CT 清晰显示病变位置及与肠壁关系，肠壁外缘光整（图 2-35D）。肠镜可见横结肠息肉样隆起，表面光滑（图 2-35E）。病理显示横结肠管状腺瘤伴局灶高级别腺上皮内瘤变（图 2-35F）。

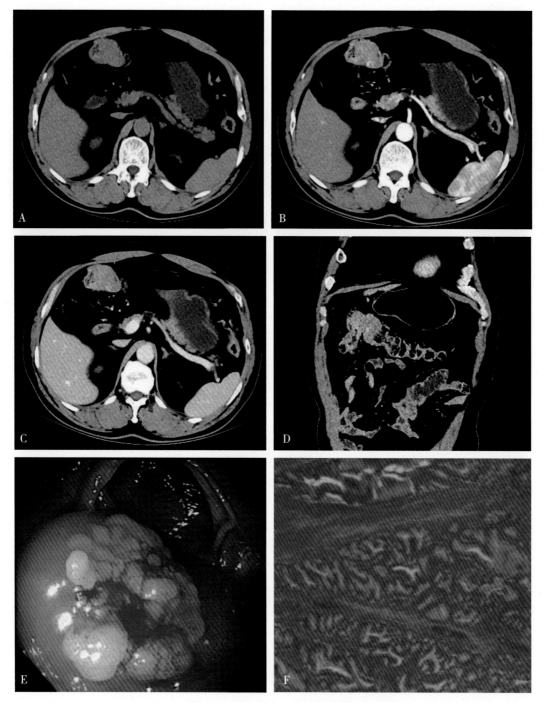

A.横断位 CT 平扫图像;B.横断位动脉期 CT 图像;C.横断位静脉期 CT 图像;D.冠状位静脉期 CT 图像;E.肠镜图像;F.病理图像

图2-35 结肠腺瘤 CT、肠镜及病理表现

诊断思路

72 岁男性,以"间断腹部不适伴里急后重 2 年余,腹痛 3 d"为主诉入院,查体右下腹压痛。CT 示横结肠肠壁增厚,肠腔狭窄、中度强化,肠壁外缘光滑。肠镜示横结肠息肉样隆起。结合患者的临床表现及典型影像特征,拟诊为结肠腺瘤。

　　结肠腺瘤是起源于结肠黏膜腺上皮的良性肿瘤,是常见的肠道良性肿瘤,按病理分型可以分为管状腺瘤、绒毛状腺瘤和绒毛管状腺瘤。因与结肠腺癌的发生关系密切,被认为是一种癌前病变。其临床表现与腺瘤的大小、部位、病理性质等有关,多数患者无症状,有症状者可表现为腹部不适、腹部疼痛、排便习惯改变、大便带血等。

　　【影像学表现】

　　1. X 线造影表现　目前的钡剂灌肠检查多采用气钡双重对比造影,结肠腺瘤主要表现为宽基底、不规则分叶状、结节样隆起,"菜花状"改变。沙粒状影、不规则条状钡纹、部分网格状影是肿瘤绒毛状突起之间深沟的特征表现,直径小于 3 cm 病灶也可见此特征影像。

　　2. CT 表现　CT 平扫常呈均匀软组织密度影,边界清楚,边缘光滑。隆起型在 CT 上表现为腔内生长的肿块,多呈偏心性生长,可表现为肠壁增厚,肠腔不规则狭窄;浸润型肿瘤表面不光整,有不规则溃疡形成,当肿瘤侵犯肠壁全周时,肠腔局部狭窄。增强呈渐进性不均匀明显强化,并出现基底部强化最明显,其次为中央腺体,强化最弱的为外周柱状上皮的"三环状"强化形式。

　　3. 肠镜表现　肿瘤多为单发,常表现为结肠肠腔内扁平状、分叶状、类圆形及"菜花状"软组织结节或肿块影,病灶最大径常小于 2 cm,常以宽基底与肠壁相连。结肠腺瘤多起源于黏膜面,呈"菜花状"匍匐式向腔内生长而不累及肌层,故病变累及的肠段肠腔常呈偏心性狭窄,而肠壁无僵硬。

　　【鉴别诊断】

　　1. 结肠癌　结肠癌 X 线造影常表现为充盈缺损、肠壁僵硬;CT 示肠壁增厚、毛糙,肿块边缘不光整,较易鉴别。

　　2. 家族性结肠腺瘤性息肉病　结直肠内布满大小不一的腺瘤,腺瘤数量多(>100 个)。

　　3. 结肠淋巴瘤　结肠淋巴瘤患者主要有腹痛、乏力、消瘦等症状。影像表现为黏膜下均质肿块,信号或密度均匀,增强后轻中度强化,肠道黏膜层完整无破坏。

三、结肠癌

　　病例 1　女,51 岁,主诉:间断黑便 20 余天,加重伴腹痛 2 d。查体:右腹可触及大小 5 cm×5 cm 包块,质韧,活动度可,伴压痛。实验室检查:血红蛋白 119.0 g/L(↓),癌胚抗原(CEA)33.68 ng/mL(↑),大便隐血试验阳性(+)。横断位 CT 平扫显示升结肠肠壁明显增厚,肠腔狭窄,周围脂肪间隙模糊,邻近系膜内见多发肿大淋巴结(T_3N_2)(图 2-36A);横断位动脉期 CT 显示肠壁轻度环状强化(图 2-36B);横断位静脉期 CT 显示肠壁持续渐进性强化(图 2-36C);冠状位动脉期 CT 清晰显示病灶范围(图 2-36D)。大体标本显示回盲部结节状隆起,表面糜烂(图 2-36E)。病理显示右半结肠腺癌(图 2-36F)。

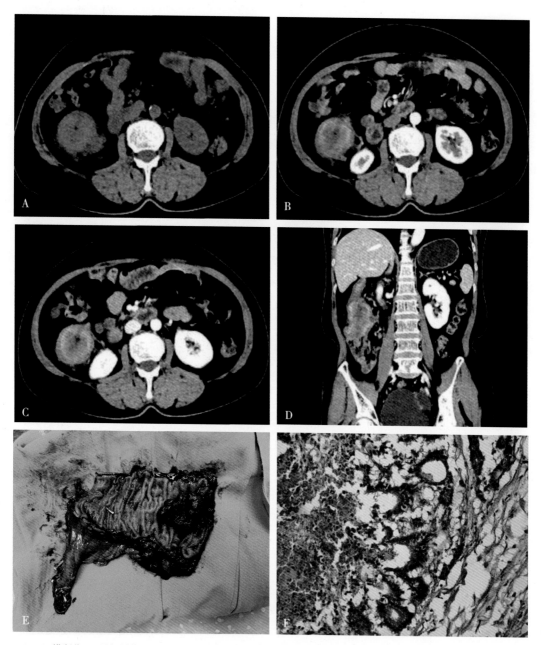

A.横断位 CT 平扫图像;B.横断位动脉期 CT 图像;C.横断位静脉期 CT 图像;D.冠状位动脉期 CT 图像;E.大体标本图像;F.病理图像

图 2-36 结肠癌 CT、大体标本及病理表现

诊断思路

51 岁女性,以"间断黑便 20 余天,加重伴腹痛 2 d"为主诉入院,查体右腹可触及大小 5 cm×5 cm 包块,质韧,活动度可,伴压痛。实验室检查示癌胚抗原(CEA)升高、贫血、大便隐血试验阳性,提示消化道肿瘤可能,长期少量持续出血,导致贫血症状。CT 示升结肠肠壁明显增厚,呈团块状软组织影,肠腔狭窄,增强扫描明显环状强化,诊断为肿块型结肠癌;周围脂肪间隙稍模糊,提示肿块侵及或尚未突破浆膜层,可诊断为 T₃;邻近结肠系膜见肿大淋巴结,考虑转移,个数为 3~4 枚,诊

断为 N₂。肠镜示回盲部可见结节样隆起,表面糜烂。结合患者的临床表现及典型影像特征,可诊断为升结肠癌。

病例 2 女,36 岁,主诉:下腹间断疼痛 2 月余。横断位平扫 CT 显示降结肠肠壁增厚、毛糙,肠腔狭窄,周围脂肪间隙模糊(T_3)(图 2-37A);横断位动脉期 CT 显示肠壁明显强化(图 2-37B);横断位静脉期 CT 显示肠壁持续强化(图 2-37C);冠状位静脉期 CT 清晰显示病灶范围(图 2-37D)。肠镜可见降结肠新生物堵塞肠腔(图 2-37E)。病理显示左半结肠腺癌,浸润型(图 2-37F)。

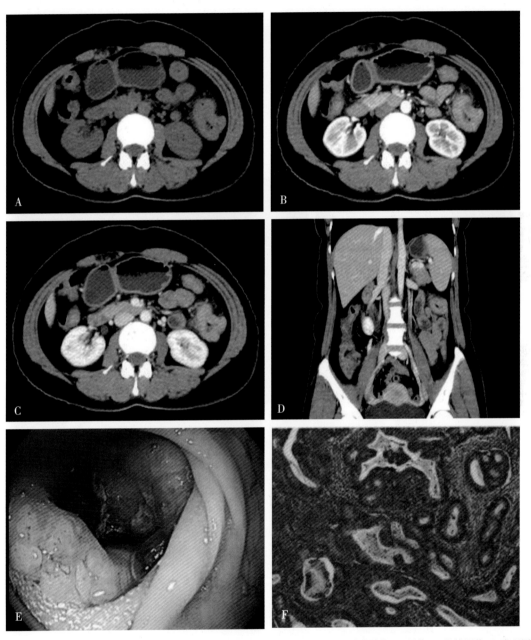

A. 横断位 CT 平扫图像;B. 横断位动脉期 CT 图像;C. 横断位静脉期 CT 图像;D. 冠状位静脉期 CT 图像;E. 肠镜图像;F. 病理图像

图 2-37 结肠癌 CT、肠镜及病理表现

诊断思路

36 岁女性,以"下腹间断疼痛 2 月余"为主诉入院,查体未见明显阳性体征。CT 示降结肠肠壁环壁增厚、毛糙,肠腔狭窄,明显强化,周围脂肪间隙稍模糊,诊断为 T_3,周围无明显肿大淋巴结。肠镜示降结肠新生物堵塞肠腔。结合患者的临床表现及典型影像特征,拟诊断为降结肠癌(浸润型)。

病例 3　女,67 岁,主诉:间断腹痛、腹胀,伴大便带血 1 月余。实验室检查:癌胚抗原(CEA)6.24 ng/mL(↑),肿瘤异常糖链糖蛋白(TAP) 191.49 U/mL(↑),大便隐血试验阳性(+)。X 线钡剂造影显示降结肠环周狭窄,黏膜破坏,呈典型"苹果核征"(图 2-38A)。横断位静脉期 CT 显示降结肠肠壁增厚毛糙,管腔狭窄,浆膜面毛糙,可见结节样突起,并与左肾包膜关系紧密,有侵犯征象(T_{4b})(图 2-38B);冠状位静脉期 CT 显示病灶位于降结肠(图 2-38C);曲面重建(CPR)清晰显示病灶范围(图 2-38E);表面遮盖显示技术(SSD)重建出结肠的完整形态及病变范围(图 2-38E);仿真内镜(CTE)图像并平铺技术将肠管拉直,清晰显示肿块形态和范围(图 2-38F、G)。病理显示结肠癌(图 2-38H)。

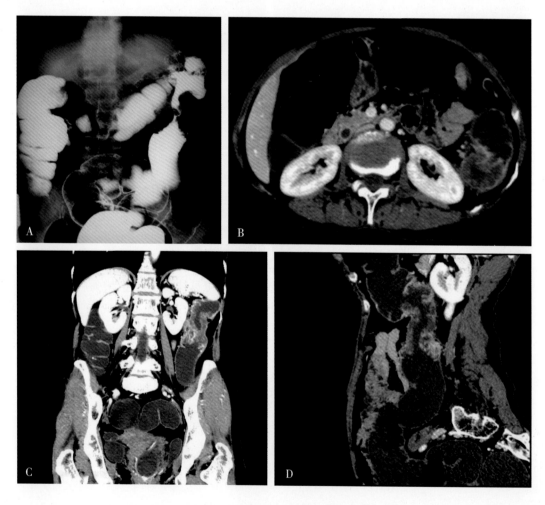

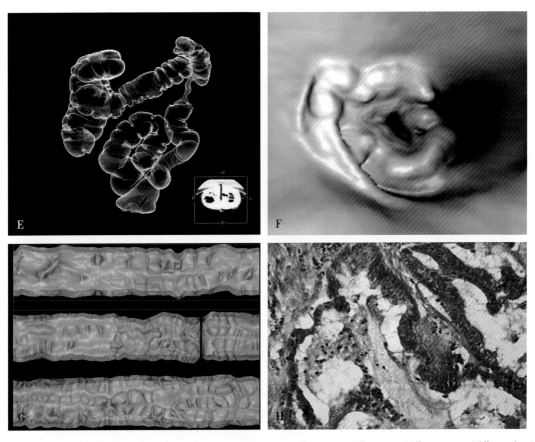

A. X线钡剂造影图像;B. 横断位静脉期 CT 图像;C. 冠状位静脉期 CT 图像;D. CPR 图像;E. SSD 图像;F、G. CTE 图像;H. 病理图像

图2-38 结肠癌 X 线造影、CT、曲面重建、表面遮盖显示技术、仿真内镜及病理表现

诊断思路

　　67 岁女性,以"间断腹痛、腹胀,伴大便带血 1 月余"为主诉入院,查体未见明显阳性体征。实验室检查提示癌胚抗原(CEA)及肿瘤异常糖链糖蛋白(TAP)升高,大便隐血试验阳性,尤其 CEA 升高,提示大肠肿瘤可能。X 线钡剂造影显示降结肠典型的"苹果核征",意指黏膜破坏及占位,管腔缩窄。CT 示降结肠肠壁增厚、毛糙,管腔狭窄,浆膜面毛糙,可见结节样突起,增强后强化不均匀,黏膜面形态不规则,可见溃疡影,呈现典型的恶性征象;曲面重建(CPR)从二维平面上将肿瘤性病变与前后部分正常肠管显示在一个平面上,病变的形态、范围、长度,肠腔具体情况等显示得更为清晰、直观,较常规的冠状位及矢状位显示更佳;表面遮盖显示技术(SSD)可以达到钡剂灌肠黏膜相的程度,从空间结构上显示病变的空间位置与形态;仿真内镜清晰显示肿块形态。结合患者的临床表现及典型影像特征,可诊断为降结肠癌(浸润溃疡型)(T_{4b})。

　　病例 4　女,52 岁,主诉:大便习惯改变 1 月余,下腹部疼痛 10 d。查体:右下腹压痛,无反跳痛。横断位动脉期 CT 显示升结肠肠壁明显不规则偏心性增厚,管腔狭窄,明显强化(图 2-39A);冠状位、矢状位静脉期 CT 清晰显示病灶范围及形态(图 2-39B ~ D);仿真内镜图像立体显示病变范围和形态(图 2-39E、F);表面遮盖显示技术重建出结肠的完整形态并显示病变(图 2-39G)。病理显示结肠腺癌(图 2-39H)。

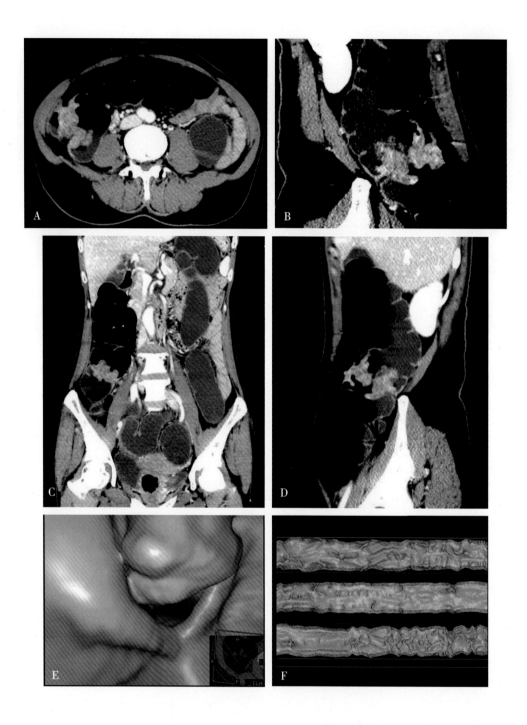

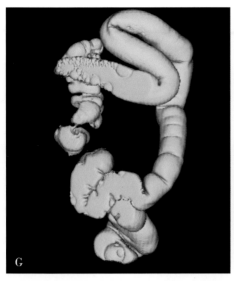
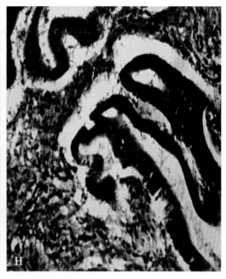

A. 横断位动脉期 CT 图像;B~D. 冠状位、矢状位静脉期 CT 图像;E、F. 仿真内镜图像;G. 表面遮盖显示技术图像;H. 病理图像

图2-39 结肠癌CT、仿真内镜、表面遮盖显示技术及病理表现

诊断思路

52 岁女性,以"大便习惯改变 1 月余,下腹部疼痛 10 d"为主诉入院,查体右下腹压痛,无反跳痛。大便习惯改变及右下腹压痛,常见于肿瘤患者,反跳痛常见于炎性感染患者。本病例 CT 显示升结肠肠壁明显不规则偏心性增厚,见向腔内生长肿块影,管腔狭窄,增强后明显强化,结肠浆膜面尚光整,T 分期应归于 T₃,各种结肠成像技术如仿真内镜及表面遮盖显示技术立体显示病变形态。结合患者的临床表现及典型影像特征,本例诊断为升结肠癌(肿块型)(T₃)。

病例 5 女,59 岁,主诉:排便习惯改变 4 月余,间断便血 1 月余。查体:右腹扪及包块,活动欠佳。实验室检查:血红蛋白 112.0 g/L(↓),癌胚抗原(CEA)10.40 ng/mL(↑),糖类抗原 19-9(CA19-9)53.90 U/mL(↑),大便隐血试验阳性(+)。横断位动脉期 CT 显示降结肠肠壁增厚、毛糙,明显强化(图 2-40A、B);横断位静脉期 CT 显示肠壁持续性渐进性强化(图 2-40C、D);冠状位静脉期 CT 显示病灶侵及脾(T₄)(图 2-40E)。病理显示(左半结肠)结肠腺癌(图 2-40F)。

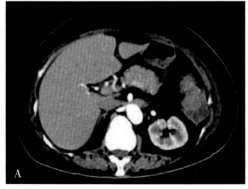
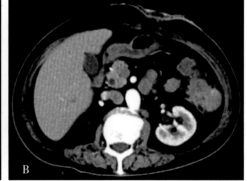

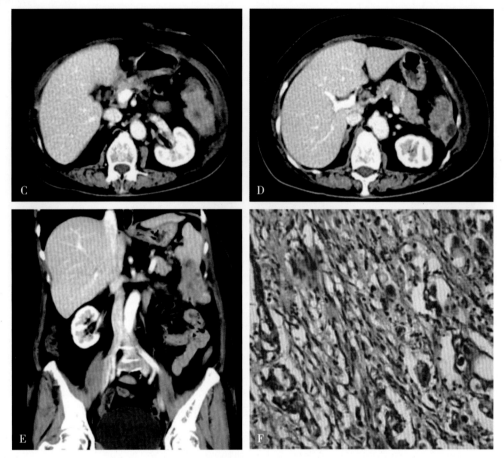

A、B. 横断位动脉期 CT 图像；C、D. 横断位静脉期 CT 图像；E. 冠状位静脉期 CT 图像；F. 病理图像

图 2-40　结肠癌 CT 及病理表现

诊断思路

　　59 岁女性，以"排便习惯改变 4 月余，间断便血 1 月余"为主诉入院，查体右腹扪及包块，活动欠佳。实验室检查示 CEA 及 CA19-9 升高、贫血、大便隐血试验阳性。临床及实验室检查均提示大肠肿瘤存在可能。CT 示降结肠肠壁增厚、毛糙，增强扫描后病变呈中等强化，病灶侵及脾。结合患者的临床表现及典型影像特征，可诊断为降结肠癌（T$_4$ 期）。

　　病例 6　女，81 岁，主诉：发现右腹部包块 4 月余。查体：右侧腹部触及包块，无压痛。实验室检查：癌胚抗原 20.10 ng/mL（↑），糖类抗原 72-4 21.70 U/mL（↑），血红蛋白 111.0 g/L（↓）。大肠气钡双重造影，升结肠见充盈缺损，黏膜紊乱破坏（图 2-41A、B）。横断位 CT 平扫显示升结肠肠壁不均匀增厚，周围间隙模糊，肠周见多发肿大淋巴结（图 2-41C）；横断位增强 CT 显示肠壁明显强化（图 2-41D、E）；冠状位静脉期 CT 清晰显示病灶范围（图 2-41F）。大体标本可见升结肠结节隆起病变，表面糜烂坏死（图 2-41G）。病理显示（右半结肠）溃疡型结肠癌（T$_4$）（图 2-41H）。

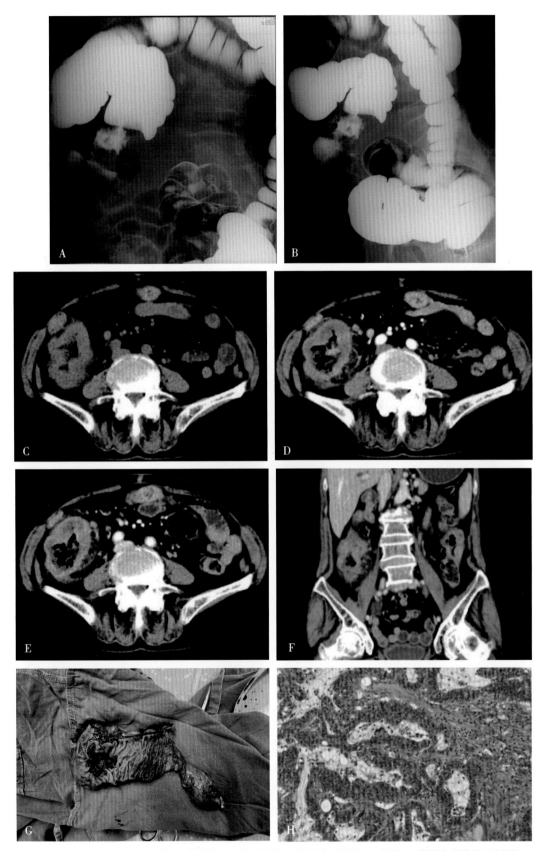

A、B.X线气钡双重造影图像;C.横断位 CT 平扫图像;D.横断位动脉期 CT 图像;E.横断位静脉期 CT 图像;F.冠状位静脉期 CT 图像;G.大体标本图像;H.病理图像

图 2-41　结肠癌 X 线造影、CT、大体标本及病理表现

诊断思路

81 岁女性,以"发现右腹部包块 4 月余"为主诉入院,查体右侧腹部触及包块,无压痛。实验室检查示癌胚抗原及糖类抗原 72-4 升高,轻度贫血,提示存在肿瘤可能。大肠气钡双重造影示升结肠见充盈缺损,黏膜紊乱破坏,乙状结肠多发类圆形充盈缺损,边缘清楚,呈典型的"苹果核征"。CT 示升结肠环肠壁增厚,增强后较明显强化,外缘不光整,脂肪密度增高,肠系膜多发肿大淋巴结,可诊断为升结肠癌伴淋巴结转移可能(T_4N_2)。大体标本及病理证实为升结肠溃疡型腺癌。

病例 7　女,77 岁,主诉:右侧腹痛 1 月余,加重 10 d。查体:右下腹压痛,可触及质软包块,活动可。实验室检查:血红蛋白 81 g/L(↓),C 反应蛋白 5.05 mg/L(↑)。大肠 X 线气钡双重造影显示结肠右曲充盈缺损,对比剂无法通过(图 2-42A ~ D)。横断位 CT 平扫显示回盲部肠套叠征象,肠管内似可见软组织密度团块影,周围间隙模糊(图 2-42E);横断位动脉期、静脉期 CT 显示病灶呈轻中度强化(图 2-42F、G);冠状位及矢状位静脉期 CT 显示病灶累及肠管范围及套叠肠管(图 2-42H、I)。肠镜可见结肠右曲巨大占位性病变,黏膜呈溃疡、糜烂状改变,覆黄苔(图 2-42J)。大体标本及病理显示右半结肠黏液腺癌(图 2-42K、L)。

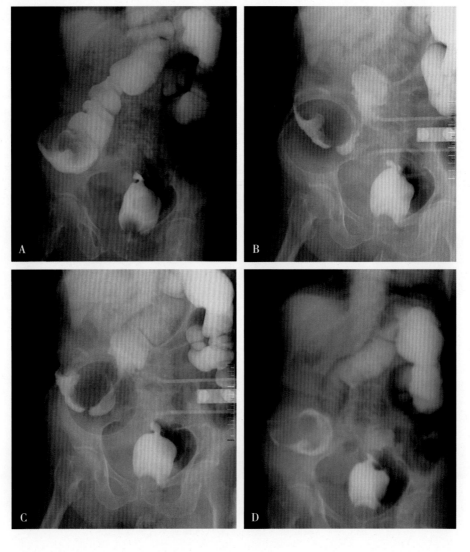

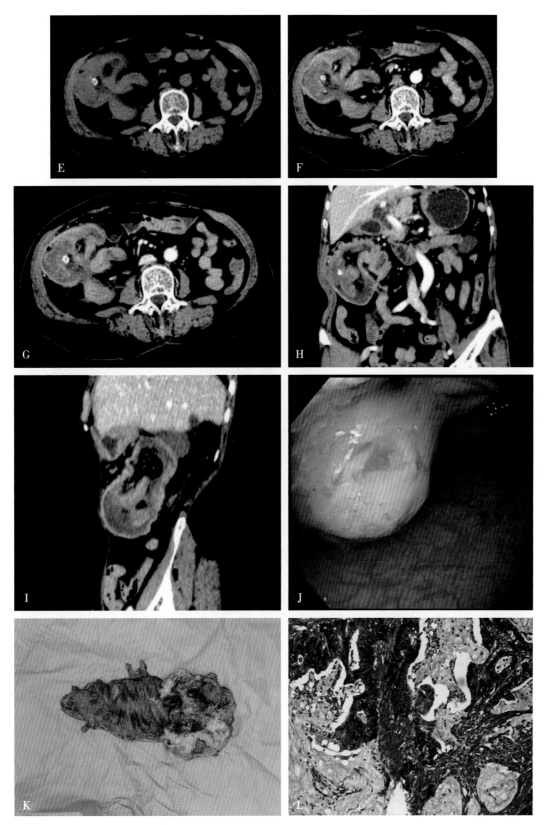

A～D.X线气钡双重造影图像；E.横断位CT平扫图像；F.横断位动脉期CT图像；G.横断位静脉期CT图像；H.冠状位静脉期CT图像；I.矢状位静脉期CT图像；J.肠镜图像；K.大体标本图像；L.病理图像

图2-42 结肠癌X线造影、CT、肠镜、大体标本及病理表现（病例7）

诊断思路

　　77 岁女性,以"右侧腹痛 1 月余,加重 10 d"为主诉入院,查体右下腹压痛,可触及质软包块。实验室检查提示贫血及炎症反应。大肠造影示结肠右曲肠套叠并占位。CT 示回盲部肠套叠,套叠处并见软组织密度影,增强后呈均匀强化。结合患者的临床表现及典型影像特征,病理结果为黏液腺癌,故诊断为右半结肠黏液腺癌并肠套叠。

　　病例 8　男,68 岁,主诉:结肠癌根治术后 1 年,便血 10 余天。实验室检查:血红蛋白 105 g/L(↓),大便隐血试验阳性(+),癌胚抗原 7.5 ng/mL(↑)。大肠 X 线气钡双重造影示乙状结肠吻合口充盈缺损,管腔狭窄(图 2-43A、B)。PET-CT 示乙状结肠吻合口肠壁增厚放射性分布浓聚,最大标准摄取值(SUV_{max})约 13.4(图 2-43C、D)。大体标本及病理示乙状结肠腺癌(图 2-43E、F)。

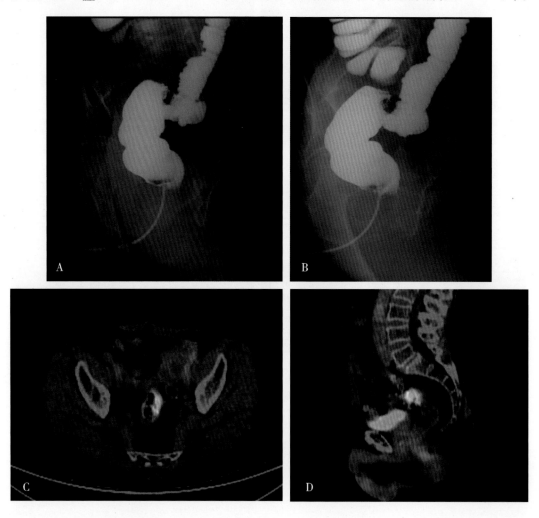

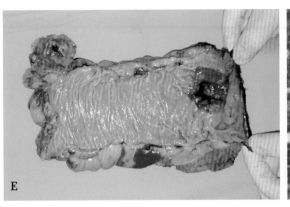
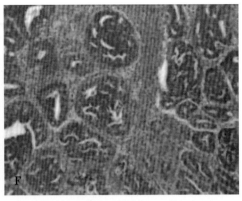

A、B. X 线气钡双重造影图像;C、D. PET-CT 图像;E. 大体标本图像;F. 病理图像

图 2-43 结肠癌 X 线造影、PET-CT、大体标本及病理表现

诊断思路

68 岁男性,以"结肠癌根治术后 1 年,便血 10 余天"为主诉入院。实验室检查示贫血、癌胚抗原升高。大肠造影示乙状结肠吻合口充盈缺损,管腔狭窄。PET-CT 示乙状结肠吻合口肠壁增厚放射性浓聚。结合患者的临床表现及典型影像特征,诊断为结肠癌术后吻合口复发。

病例9 男,60 岁,主诉:便血半月,腹痛 5 h。实验室检查:血红蛋白 120 g/L(↓),大便隐血试验阳性(+),糖类抗原 19-9 82.80 U/mL(↑)。横断位 CT 平扫显示,乙状结肠肠壁增厚毛糙(图 2-44A);横断位动脉期、静脉期 CT 显示肠壁持续性渐进性强化(图 2-44B、C);矢状位静脉期 CT 清晰显示病灶范围(图 2-44D)。PET-CT 示乙状结肠肠壁增厚放射性分布浓聚,最大标准摄取值约 10.4(图 2-44E)。病理显示乙状结肠腺癌(溃疡型)(图 2-44F)。

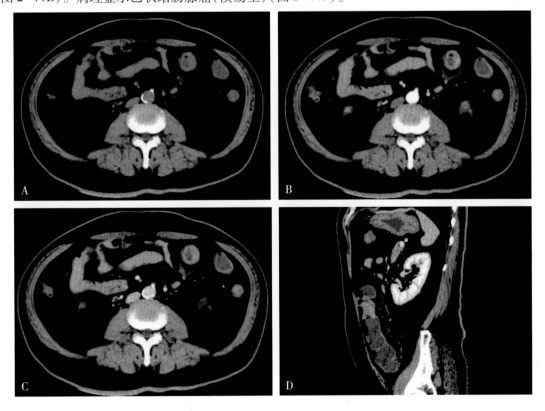

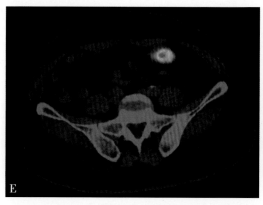
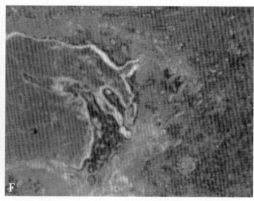

A. 横断位 CT 平扫图像；B. 横断位动脉期 CT 图像；C. 横断位静脉期 CT 图像；D. 矢状位静脉期 CT 图像；E. PET-CT 图像；F. 病理图像

图 2-44　结肠癌 CT、PET-CT 及病理表现

诊断思路

　　60 岁男性，以"便血半月，腹痛 5 h"为主诉入院。实验室检查示贫血、肿瘤相关抗原升高。CT 扫描示乙状结肠肠壁增厚毛糙，渐进性持续强化。PET-CT 示乙状结肠肠壁增厚放射性浓聚。结合患者的临床表现及典型影像特征，诊断为乙状结肠癌。

　　病例 10　男，71 岁，主诉：间断呕吐、腹泻 2 月余。实验室检查：血红蛋白 64 g/L（↓），癌胚抗原 57.60 ng/mL（↑），糖类抗原 125 104.00 U/mL（↑），糖类抗原 19-9 510.00 U/mL（↑）。横断位 CT 平扫显示回盲部肠壁增厚、毛糙，周围淋巴结稍大（图 2-45A）；横断位动脉期、静脉期 CT 显示肠壁持续性渐进性强化（图 2-45B、C）；冠状位静脉期 CT 清晰显示病灶范围，腹腔内肠管扩张积液（图 2-45D）。大体标本及病理显示右半结肠腺癌（隆起型）并肠梗阻（图 2-45E、F）。

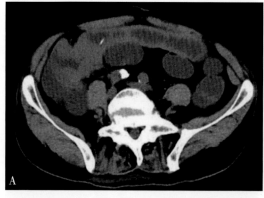
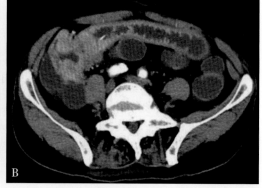

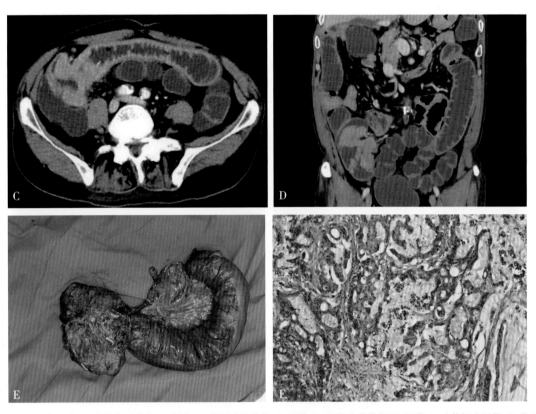

A.横断位 CT 平扫图像；B.横断位动脉期 CT 图像；C.横断位静脉期 CT 图像；D.冠状位静脉期 CT 图像；E.大体标本图像；F.病理图像

图 2-45 结肠癌 CT、大体标本及病理表现

诊断思路

71 岁男性，以"间断呕吐、腹泻 2 月余"为主诉入院。实验室检查示贫血，癌胚抗原、糖类抗原 125 及糖类抗原 19-9 升高。CT 扫描示回盲部肠壁增厚、毛糙，周围淋巴结肿大，增强扫描呈渐进性持续性强化，腹腔内肠管广泛扩张积液。结合患者的临床表现及典型影像特征，诊断为右半结肠腺癌并肠梗阻。

病例 11　女，69 岁，主诉：间断腹部疼痛 1 月余。实验室检查：血红蛋白 114 g/L(↓)。大肠 X 线气钡双重造影示结肠右曲充盈缺损，边界欠光整(图 2-46A)。横断位 CT 平扫显示结肠右曲肠壁增厚(图 2-46B)；横断位动脉期、静脉期 CT 显示肠壁明显强化(图 2-46C、D)；矢状位静脉期 CT 清晰显示病灶范围(图 2-46E)。肠镜示升结肠结节样隆起，表面粗糙(图 2-46F)。大体标本及病理显示右半结肠腺癌(隆起型)(图 2-46G、H)。

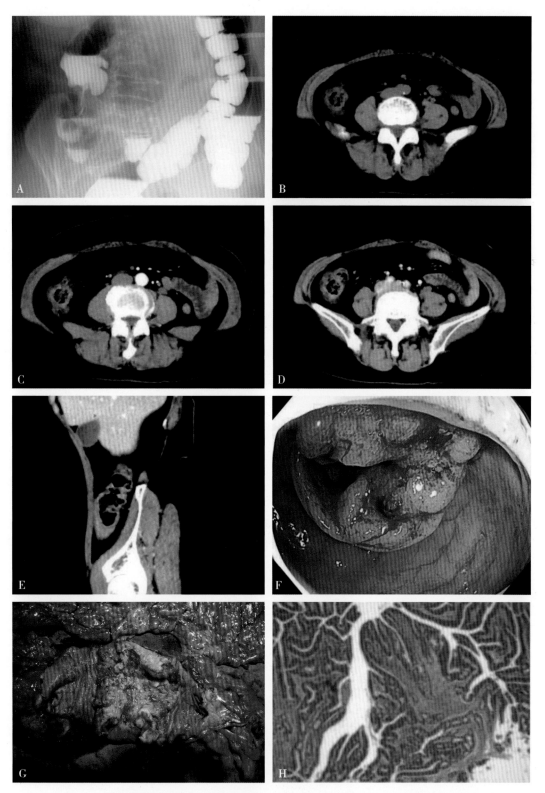

A. X 线气钡双重造影图像;B. 横断位 CT 平扫图像;C. 横断位动脉期 CT 图像;D. 横断位静脉期图像 CT 图像;
E. 矢状位静脉期 CT 图像;F. 肠镜图像;G. 大体标本图像;H. 病理图像

图 2-46　结肠癌 X 线造影、CT、肠镜、大体标本及病理表现(病例 11)

诊断思路

　　69岁女性,以"间断腹部疼痛1月余"为主诉入院。实验室检查示贫血,肿瘤标志物检测未见异常。大肠X线气钡双重造影示结肠右曲占位。CT扫描示结肠右曲肠壁增厚,明显强化。结合患者的临床表现及典型影像特征,病理为右半结肠腺癌,诊断为右半结肠腺癌并肠梗阻。

　　病例12　男,65岁,主诉:腹泻、黑便10个月,腹痛1周。

　　(1)就诊时检查　腹部横断位及矢状位CT平扫显示乙状结肠肠壁增厚,外缘毛糙,肠腔明显狭窄,肠周见肿大淋巴结影,肝顶部见软组织密度影,诊断考虑乙状结肠占位性病变并肠周淋巴结转移,肝转移可能($T_{4a}N_{1a}M_{1a}$,ⅣA期)(图2-47A~D)。肠镜显示突入乙状结肠肠腔内团块影,有分叶,表面凹凸不平(图2-47E)。活检病理显示中分化腺癌(图2-47F)。

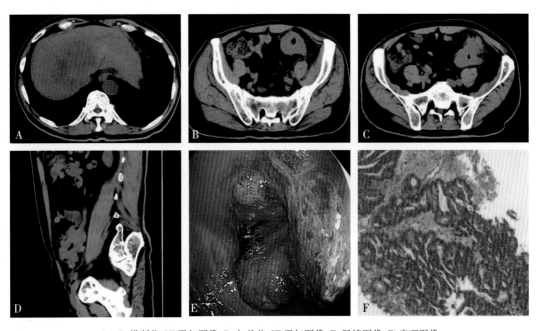

A~C.横断位CT平扫图像;D.矢状位CT平扫图像;E.肠镜图像;F.病理图像

图2-47　就诊时乙状结肠癌CT、肠镜及病理表现

　　(2)治疗2个月后复查　增强CT图像示肝顶部(S4、8段)及肝右叶前下段(S5段)转移病变呈轻度强化,较前有所缩小;乙状结肠病变及肠周淋巴结显示较前缩小,增厚肠壁呈不均匀强化,较前变薄,肠腔狭窄程度较前减轻;病变虽然缩小,但分期未变,仍为ⅣA期(图2-48)。

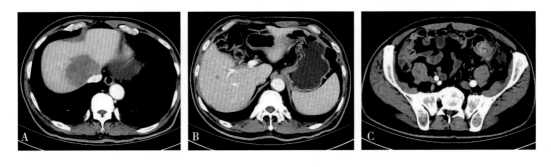

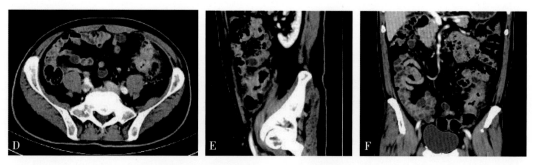

A. 横断位动脉期 CT 图像；B. 横断位静脉期 CT 图像；C. 横断位动脉期 CT 图像；D. 横断位静脉期 CT 图像；E. 矢状位静脉期 CT 图像；F. 冠状位静脉期 CT 图像

图 2-48　乙状结肠癌治疗 2 个月后复查 CT

（3）治疗 4 个月后复查　增强 CT 图像后肝顶部（S4、8 段）转移病变呈轻度强化，较前变化不大，但肝右叶前下段（S5 段）转移病变较前稍增大；乙状结肠病变显示较前稍增大，增厚肠壁呈不均匀强化，较前稍增厚，肠腔狭窄，肠周淋巴结较前变化不大；整体评估为微进展，局部稳定状态，分期仍未变（ⅣA 期）（图 2-49）。

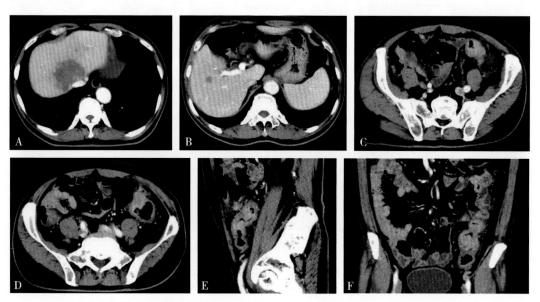

A. 横断位动脉期 CT 图像；B. 横断位静脉期 CT 图像；C. 横断位动脉期 CT 图像；D. 横断位静脉期 CT 图像；E. 矢状位静脉期 CT 图像；F. 冠状位静脉期 CT 图像

图 2-49　乙状结肠癌治疗 4 个月后复查 CT

诊断思路

患者，男，65 岁，以"腹泻、黑便 10 个月，腹痛 1 周"为主诉入院。CT 平扫可见乙状结肠肠壁增厚，肠腔狭窄，肠周有肿大淋巴结，并肝内低密度占位影，考虑乙状结肠癌并肠周淋巴结转移、肝内转移可能，符合典型肠癌表现。后行肠镜检查，肠镜病理提示乙状结肠活检中分化腺癌，免疫组化结果：MLH1（+），MSH2（+），MSH6（+），PMS2（+）。确诊后综合影像资料，分期为 $T_{4a}N_{1a}M_{1a}$，

ⅣA 期,暂无手术指征,考虑转化治疗或系统化疗,遂行 Folfox6 方案化疗(氟尿嘧啶加奥沙利铂)。2 周期(42 d)后复查,乙状结肠病变及肝转移病变均有所缓解,但分期未变,继续原方案再行 2 周期后复查,病变出现耐药情况,局部出现微进展,需要调整药物治疗方案。

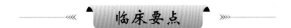

临床要点

结肠癌是常见的发生于结肠部位的消化道恶性肿瘤,发病率位于胃肠道肿瘤的第 3 位。结肠癌病理分型主要为腺癌、黏液腺癌、未分化癌,以腺癌为主。早期结肠癌大体分为息肉隆起型、扁平隆起型和扁平隆起伴溃疡;晚期大体分为肿块型、局限溃疡型、浸润溃疡型和浸润型。

早期结肠癌可以没有任何症状,中晚期可表现为腹胀、消化不良,而后出现排便习惯改变、腹痛、黏液脓血便。左半结肠癌常为浸润型,易引起环状狭窄,主要表现为急、慢性肠梗阻。右半结肠肠腔大,癌肿多为溃疡型或菜花状,很少形成环状狭窄,不常发生梗阻。若癌肿溃破出血,继发感染,伴有毒素吸收,可有腹痛、大便性状改变、腹部肿块、贫血、消瘦或恶病质表现。

【影像学表现】

1. X 线造影表现　可见癌肿部位肠壁僵硬,扩张性差,蠕动减弱或消失,结肠袋形态不规则或消失,肠腔狭窄,黏膜皱襞紊乱、破坏或消失、充盈缺损等。

2. CT 表现　①肠壁增厚:正常肠壁厚度为 1～3 mm,结肠癌肠壁增厚可达 0.9～2.5 cm,肠壁黏膜面多明显凹凸不平,浆膜面则视癌肿侵犯程度而有不同表现。②腔内肿块:肠腔内肿块多呈偏心性生长,呈分叶状或不规则形,较大的瘤体可见低密度坏死区,表面可见小溃疡。③肠腔狭窄:癌肿引起的肠壁增厚侵及肠壁的 3/4 或环周时,可表现为肠腔的不规则狭窄、肠壁的不规则增厚,失去正常的结肠袋形态。④癌性溃疡:可表现为"火山口状",当溃疡增大沿肠壁浸润时,可造成肠道管腔环周狭窄。结肠癌的放射学诊断目前仍以 CT 检查为主,需要给出病变部位、大小、肠壁浸润程度,同时观察有无肠腔的梗阻,肠腔有无扩张,周围系膜内是否有肿大淋巴结,也需要同时评估肝、肺等其他脏器有无转移。

3. 肠镜表现　①蕈伞型:表现为突出肠腔内境界清楚的大肿块影,表面呈"菜花状",基底部与周围肠壁分界清楚,无周围浸润征象。②局限溃疡型与浸润溃疡型:表现为伴有环堤的溃疡型肿块,前者环堤外缘境界清楚,与周围肠壁常呈直角或锐角,后者环堤外缘呈较大的斜坡状,与周围肠壁呈钝角,分界不清,更易于向肠壁外浸润生长。③浸润型:表现为范围较大的肠腔狭窄,肠壁弥漫性增厚僵硬,黏膜面光滑。

【鉴别诊断】

1. 结肠良性肿瘤　X 线造影见局部充盈缺损,形态规则,表面光滑,边缘锐利,肠腔不狭窄,结肠袋完整。

2. 结肠炎症性疾病　指结核、血吸虫肉芽肿、溃疡性结肠炎、痢疾等肠道炎症性病变,病史各有特点,大便镜检可有其特殊发现,X 线检查显示受累肠管较长。肠镜及病理组织学表现也不同,可进一步确诊。

参考文献

[1]李成明,谢国芳,张文娜,等.结肠憩室病的CT诊断及对临床治疗的指导意义[J].影像研究与医学应用,2019,3(18):212-213.

[2]冯汝静,马隆佰,毛一朴.结肠憩室病的临床特征及多层螺旋CT表现[J].广西医学,2019,41(11):1373-1375.

[3]赵凡玉,陆建常,李高忠.结肠多发憩室的MSCT诊断[J].实用放射学杂志,2015(10):1635-1637,1652.

[4]周杰,李彪,孔德灿,等.结肠型克罗恩病与溃疡性结肠炎的临床影像特征对比分析[J].中华炎性肠病杂志,2021,5(4):308-313.

[5]刘云,张曦,杨燕,等.MSCT肠道造影在活动性溃疡性结肠炎诊断及病情评估中的应用价值[J].中国中西医结合影像学杂志,2020,18(1):43-46.

[6]闫华,李笃民,梁峻尉,等.溃疡性结肠炎的MSCT表现分析[J].中国中西医结合影像学杂志,2021,19(2):147-149.

[7]蓝星,李宁,方晓堃,等.多层螺旋CT肠道成像对溃疡性结肠炎的诊断价值[J].医学影像学杂志,2022,32(4):634-637.

[8]张亚男,常泰,郑新.溃疡性结肠炎的影像检查进展[J].医学影像学杂志,2016,26(6):1106-1110.

[9]陈虹燕,杨丽.克罗恩病、肠结核及原发性肠道淋巴瘤的鉴别诊断研究进展[J].现代医药卫生,2021,37(3):432-435.

[10]李冬琳,管忠安.克罗恩病中外研究进展综述[J].中国医药科学,2021,11(16):36-39.

[11]陈柏灵.克罗恩病的CT小肠成像表现探讨[J].实用医技杂志,2017,24(4):387-388.

[12]庄楠,李文波,朱庆莉.影像学在克罗恩病并发肠腔狭窄诊断及随访中的价值[J].协和医学杂志,2021,12(2):238-243.

[13]陈建秋,朱建国,李燕,等.双能量CT碘定量参数在评估肠道克罗恩病病变活动性中的应用价值[J].临床放射学杂志,2022,41(3):505-509.

[14]郎天成.多层螺旋CT检查在鉴别诊断克罗恩病与肠结核中的应用价值分析[J].当代医药论丛,2022,20(7):132-134.

[15]王正元,刘衡,鲁宏.肠结核的X线钡剂造影及CT影像表现[J].新发传染病电子杂志,2020,5(4):265-267.

[16]戴辉,王显高,刘衡,等.肠结核的CT表现分析[J].现代医药卫生,2016,32(24):3844-3846.

[17]王洁琼,陈小军,刘文贵.原发性肠脂垂炎的CT表现及发病特征相关因素分析[J].实用放射学杂志,2021,37(12):2002-2005.

[18]胡蕾.原发性肠脂垂炎的CT表现及鉴别诊断[J].东方药膳,2021(23):21.

[19]张萌.急性原发性肠脂垂炎多层螺旋CT表现及临床诊断价值[J].实用放射学杂志,2018,34(12):1886-1888.

[20]王俊.CT诊断原发性肠脂垂炎的应用[J].影像研究与医学应用,2022,6(1):124-126.

[21]陈晓露,张彦亭,司望利,等.缺血性结肠炎的结肠镜及影像学检查特征分析[J].临床消化病杂志,2021,33(1):26-29.

[22]丁标,殷志成,周娟,等.缺血性结肠炎与结肠癌CT表现对照研究[J].实用医学影像杂志,2017,18(6):471-473.

[23]高峰.MSCT及超声对成人肠套叠及病因的影像学比较[D].天津:天津医科大学,2018.

[24]李依明,郑吟诗,黄文起,等.成人肠套叠的MDCT特征与病因分析[J].医学影像学杂志,2022,32(3):465-468.

[25]龙昉,胡茂清,龙晚生,等.MSCT对成人小肠套叠的诊断及鉴别诊断价值[J].放射学实践,2021,36(5):633-636.

[26]李智锋,赵仕懂,刘林.成人肠旋转不良CT及X线检查的诊断价值[J].影像技术,2022,34(3):38-41,56.

[27]赵成伟.腹部CT影像中肠系膜血管漩涡征对肠扭转的诊断价值[J].中国医疗器械信息,2020,26(24):99-100,131.

[28]葛吉祥.腹部CT影像中肠系膜血管漩涡征对肠扭转的诊断价值[J].影像研究与医学应用,2018,2(4):208-209.

[29]杨家明,赵好果,石威.256层多排螺旋CT血管造影在肠扭转诊断中的价值[J].中华消化病与影像杂志(电子版),2015,5(2):67-69.

[30]周乐夫,钟熹,江魁明.肠扭转患者多排螺旋CT特征[J].中华消化病与影像杂志(电子版),2012,2(4):282-285.

[31]金鑫.多层螺旋CT与腹部X线平片对急性肠梗阻的诊断价值对比[J].中国肛肠病杂志,2022,42(2):36-38.

[32]周才金,颜涛,张奕文.粘连性小肠梗阻的CT影像及其临床应用研究进展[J].中华消化病与影像杂志(电子版),2020,10(6):262-266.

[33]王均庆,陆风旗,张雷,等.结肠癌肠梗阻的CT检查影像学特征[J].中华消化外科杂志,2015,14(6):507-510.

[34]李斐.CT检查在结肠癌与结肠淋巴瘤鉴别诊断中的应用[J].临床医学,2022,42(3):95-96.

[35]王洪涛,罗世松,李禄卿,等.结肠癌、结肠息肉MSCT征象表现及对临床术前诊断价值研究[J].中国CT和MRI杂志,2022,20(2):140-142.

[36]张娜,袁玉红.腹部CT增强扫描在结肠癌TNM分期诊断中的应用[J].中国CT和MRI杂志,2021,19(8):141-143.

[37]陈勇,王苏贵,张晓雨,等.多排螺旋CT在结肠癌壁外血管侵犯评估中的临床应用[J].中华临床医师杂志(电子版),2020,14(8):604-607.

[38]王晗.能谱CT多参数定量分析及CT纹理分析诊断结直肠癌肠外侵犯的价值[D].苏州:苏州大学,2020.

[39]辛涛,于啸.儿童结肠息肉的CT影像学表现[J].放射学实践,2016,31(10):980-983.

第三章　直肠疾病

第一节　直肠息肉

病例　男,27 岁,主诉:大便带血 6 月余。查体:直肠指检距肛门 4 cm 左后壁可触及片状肿块,肠腔无狭窄,肿物质软、边缘不清、活动性差,无触痛、压痛。横断位动脉期 CT 显示,直肠多发结节状突起影,突向肠腔,边界清晰(图 3-1A～C)。病理显示直肠息肉(图 3-1D)。

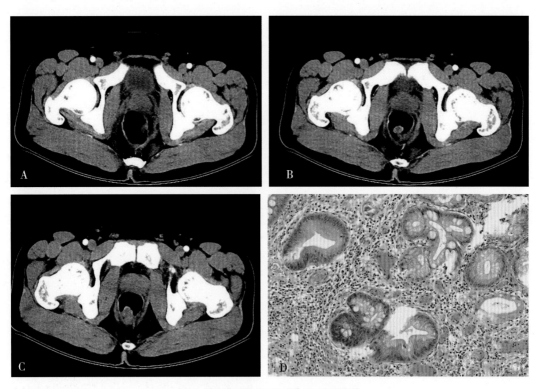

A～C.横断位动脉期 CT 图像;D.病理图像

图 3-1　直肠息肉 CT 及病理表现

诊断思路

27 岁男性,以"大便带血 6 月余"为主诉入院,直肠指检距肛门 4 cm 左后壁可触及片状肿块,大小约 2 cm×3 cm,突入肠腔,肠腔轻度狭窄,肿物质软,边缘尚清,活动性差。CT 扫描显示直肠壁多发结节状突起,突向肠腔,边界清晰,增强可见不均匀强化。CT 能显示出息肉基于两个因素:①肠道清洁状况良好,无粪便影响,肠道舒张良好;②息肉直径> 1 cm。1 cm 以内的息肉 CT 很难显示,本患者直肠清洁及扩张程度尚好,可清晰显示典型影像特征,故拟诊断为直肠息肉。

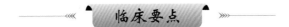

临床要点

直肠息肉(rectal polyp)泛指直肠黏膜表面向肠腺突出的隆起性病变,属癌前病变。分为炎性、增生性、腺瘤性和错构瘤性息肉。腺瘤性息肉可发生于整个胃肠道,以直肠和乙状结肠最为多见。腺瘤性息肉在病理上可分为管状腺瘤、绒毛管状腺瘤和绒毛状腺瘤 3 种。有恶性可能时,其大小、绒毛状轮廓和生长异常程度均明显增加,其中尤以肿瘤的增大最为重要。直肠管状腺瘤和绒毛管状腺瘤通常呈较小的球形,有蒂,也可无蒂。由肠镜及钡剂造影检查以确诊。当发现腺瘤较大(≥ 1.0 cm),出现息肉基底部凹入征或分叶明显时,可做 CT、MRI 或超声内镜以进行术前分期诊断。

【影像学表现】

1.CT 表现　特征性 CT 表现为直肠肿块内显示有均质性水样密度影(<10 Hu),常偏向肿块一侧,占病灶的一半以上。做 CT 检查时,肠腔内不应灌注高密度对比剂,以免病变被遮盖。

2.MRI 表现　平扫表现呈均匀等 T_1、稍长 T_2 信号,增强扫描表现为持续性或渐进性明显不均匀强化。

【鉴别诊断】

1.内痔　主要表现是无痛性便血和肿块脱出,结合肠镜既可排除。

2.直肠癌　该疾病通过直肠指检可以触及直肠肿块表面高低不平、不活动,伴接触性出血,结合病理学检查可以确诊。

第二节　直肠肿瘤

一、腺瘤

病例　男,32 岁,主诉:大便带血 5 d。查体:直肠指检距肛门 3 cm 可触及肿物,质软。横断位 CT 平扫,横断位动脉期、静脉期 CT 所示直肠内见软组织突起影,局部管壁增厚,管腔狭窄(图 3-2A ~ C);冠状位、矢状位静脉期 CT 显示病变可见均匀强化(图 3-2D ~ E)。病理显示直肠绒毛管状腺瘤(图 3-2F)。

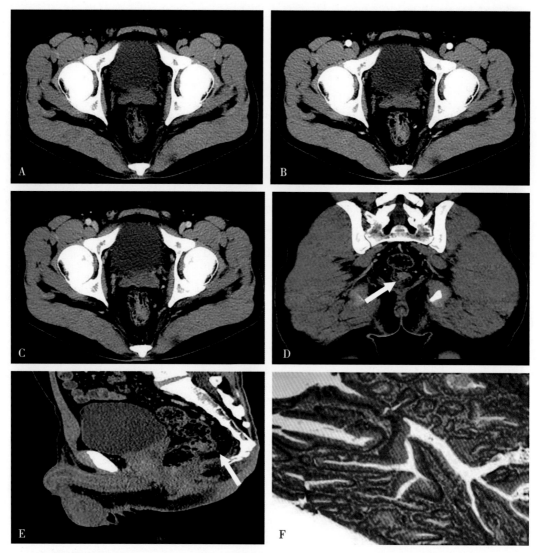

A.横断位 CT 平扫图像;B.横断位动脉期 CT 图像;C.横断位静脉期 CT 图像;D.冠状位静脉期 CT 图像;E.矢状位静脉期 CT 图像;F.病理图像

图 3-2　直肠腺瘤 CT 及病理表现

诊断思路

　　32 岁男性,以"大便带血 5 d"入院,直肠指检距肛门 3 cm 可触及肿物。CT 扫描直肠内可见椭圆形结节状软组织突起影,局部管壁增厚,边缘较光整,管腔狭窄,增强扫描较均匀强化。CT 仅仅是根据肿物大小及密度来诊断,息肉直径大部分<1 cm,表面光滑,腺瘤直径更大、隆起更高。CT 直接诊断息肉或腺瘤的能力有限,如果合并局部恶变更难诊断,可用于发现病变及了解肠周外围情况。肠镜及手术病理仍是诊断腺瘤的金标准。结合患者的临床表现及影像特征,拟诊断为直肠腺瘤,最终病理结果为直肠绒毛管状腺瘤。

—— 临床要点 ——

直肠腺瘤与直肠癌关系密切,目前研究认为至少80%结直肠癌由腺瘤演变而来,因此诊断并积极治疗直肠腺瘤非常重要。腺瘤起源于肠黏膜表面上皮,属于肠息肉的一种(腺瘤性、错构瘤性、炎症性、增生性),发病部位以直肠和乙状结肠多见,多发生于老年人,男性多于女性。

临床上小的腺瘤常无症状,较大腺瘤症状有便血、肠道刺激症状,可继发肠套叠、肠梗阻。肿瘤标志物大部分正常。形态学分类:有蒂型、广基型。组织学分类:管状腺瘤(管状结构>80%)、绒毛状腺瘤(绒毛状结构>80%)、绒毛管状腺瘤(管状和绒毛状结构均<80%),临床上以管状腺瘤最多见,占70%左右。

【影像学表现】

CT表现:绒毛状腺瘤及绒毛管状腺瘤的绒毛成分较多,故CT表现为形态不规则、表面不光整的肿块,表面呈绒毛状、菜花状或乳头状突起,有不同程度的分叶。管状腺瘤含绒毛成分较少,通常CT显示肿块形态较规则、表面较光整,分叶不明显,呈结节状。绒毛状腺瘤及绒毛管状腺瘤通常较大,直径>2.5 cm,而管状腺瘤直径<2 cm。绒毛状腺瘤及绒毛管状腺瘤呈附壁生长方式,CT显示病灶多以宽基底与肠壁相连,部分与肠壁分界不清,周围肠壁有时增厚。管状腺瘤CT显示为窄基底与肠壁相连,与肠壁分界清楚。管状腺瘤、绒毛管状腺瘤、绒毛状腺瘤各期强化CT值依次增加(慢出)。绒毛状腺瘤及绒毛管状腺瘤表面可见无强化的低密度影,代表绒毛间的黏液。绒毛状腺瘤常呈脑回状、树叶状强化,动脉期病灶中央可见线样强化的血管影,提示肿瘤血供丰富。管状腺瘤动脉期均匀强化,病灶中央一般看不到增粗的强化血管。

【鉴别诊断】

1. 结直肠癌 病变不只局限于黏膜表面,可累及肠壁全层,肠壁僵硬,较大者可有囊变、坏死、远处转移。

2. 间质瘤 黏膜连续、光整,呈圆形或椭圆形,密度均匀或不均匀,较大者容易合并出血、坏死、囊变及钙化。

3. 溃疡性结肠炎 以直肠受累为主,主要为黏膜层、黏膜下层显著的炎性细胞浸润,肠壁增厚较均匀,且为连续性。患者腹痛、腹泻症状较明显。

二、直肠癌

病例1 男,60岁,主诉:便血、大便变细、体重减轻4个月。横断位静脉期CT显示直肠管壁不规则增厚,局部见软组织肿块影,内见低密度坏死,管腔狭窄,增强可见肿瘤实质明显强化,直肠右后侧可见肿大淋巴结影(图3-3A);冠状位、矢状位静脉期CT显示,病变范围上下长约2.7 cm,管腔狭窄,可清晰显示病变与前列腺、膀胱、骶骨及直肠系膜筋膜关系(图3-3B、C);表面遮盖显示、仿真内窥镜、平铺显像后处理图像可显示肿块病变及周围情况,表面遮盖显示成像接近气钡双重造影的黏膜相,可见黏膜破坏,管腔狭窄的长度及厚度等,仿真内窥镜成像的纤维内镜成像可见肿块表面不规则隆起及溃疡等,并且能显示肠壁外浸润深度及淋巴结转移情况,平铺显像提示肿瘤位于全结肠的位置,有利于测量病变的长度(图3-3D～G)。术中所切大体标本见图3-3H。病理证实为直肠腺癌(图3-3I)。

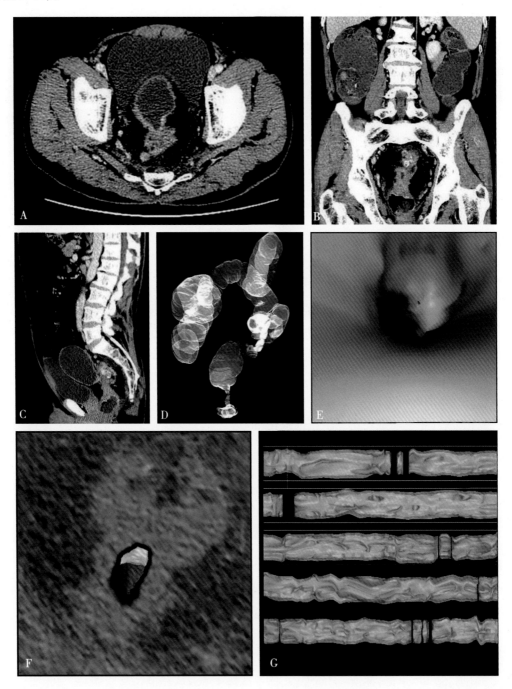

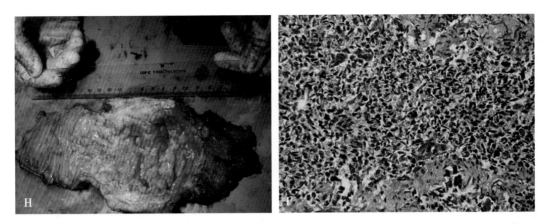

A. 横断位静脉期 CT 图像；B. 冠状位静脉期 CT 图像；C. 矢状位静脉期 CT 图像；D. 表面遮盖显示图像；E～G. 仿真内窥镜图像；H. 大体标本图像；I. 病理图像

图 3-3 直肠癌常规 CT 与三维后处理重建、大体标本及病理表现

[诊断思路]

60 岁男性，以"便血、大便变细、体重减轻 4 个月"为主诉入院，直肠指检触及肿块。CT 扫描显示直肠管壁不规则增厚，局部见软组织肿块影，内见低密度坏死，管腔狭窄，增强可见肿瘤实质明显强化，肠周淋巴结符合转移征象。后处理重建图像可以辅助显示结肠占位性病变的细节特征，直肠病变外缘欠光整，周围脂肪间隙清晰，肠周淋巴结肿大。结合患者的临床表现及典型影像特征，拟诊断为直肠癌（T_3N_1）。

病例 2 男，43 岁，主诉：排便习惯改变伴便秘、便频交替 3 个月。实验室检查：糖类抗原 72-4 8.49 U/mL（↑），肿瘤异常糖链糖蛋白（TAP）161.428 U/mL（↑）。横断位 CT 平扫显示直肠腔内软组织影不规则增厚，管腔狭窄（图 3-4A）；横断位动脉期及静脉期 CT 显示病变可见强化（图 3-4B、C）；矢状位及冠状位静脉期 CT 清晰显示病变范围（图 3-4D、E）。病理显示直肠癌（腺癌），T_3/T_4，隆起型（图 3-4F）。

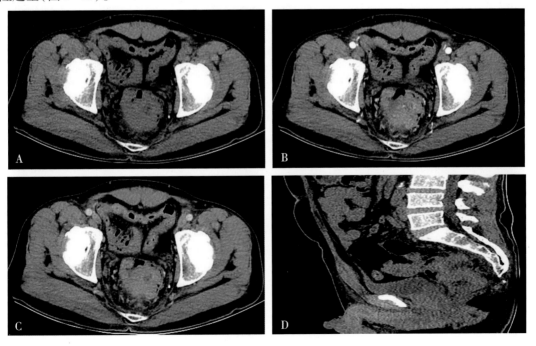

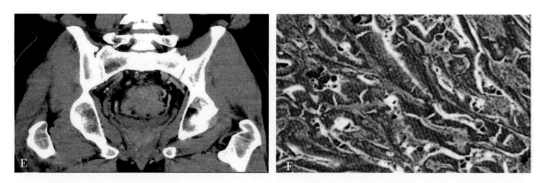

A. 横断位 CT 平扫图像；B. 横断位动脉期 CT 图像；C. 横断位静脉期 CT 图像；D. 矢状位静脉期 CT 图像；D. 冠状位静脉期 CT 图像；F. 病理图像

图 3-4　直肠癌 CT 及病理表现（病例 2）

诊断思路

43 岁男性，以"排便习惯改变伴便秘、便频交替 3 个月"为主诉入院，体重下降 10 kg。CT 扫描显示直肠内见不规则隆起，与直肠后壁关系紧密，管腔狭窄，增强后可见较明显强化，表面欠光整，直肠外缘脂肪密度增高，见条索影，肠周见多发迂曲血管影及小淋巴结影。结合患者的临床表现及典型影像特征，可诊断为直肠癌（T_3/T_4）。该病例表现为肿块型，需与间质瘤或孤立纤维瘤等间叶源性肿瘤鉴别。

病例 3　男，71 岁，主诉：大便带血 1 年余，加重 2 个月。实验室检查：肿瘤异常糖链糖蛋白（TAP）133.935 U/mL（↑）。横断位 CT 平扫显示直肠管壁增厚（图 3-5A）；横断位静脉期 CT 显示管壁强化影（图 3-5B）；矢状位静脉期 CT 显示病变范围（图 3-5C）。病理显示直肠癌（腺癌），T_2，溃疡型（图 3-5D）。

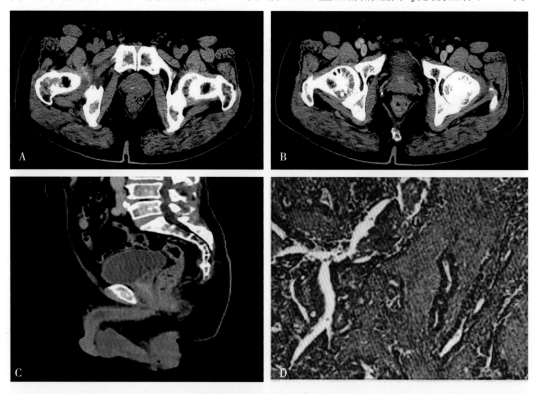

A. 横断位 CT 平扫图像；B. 横断位静脉期 CT 图像；C. 矢状位静脉期 CT 图像；D. 病理图像

图 3-5　直肠癌 CT 及病理表现（病例 3）

诊断思路

　　71岁男性,以"大便带血1年余,加重2个月"为主诉入院,查体未见明显异常体征。CT扫描显示直肠管壁增厚,增强后可见不均匀强化,直肠外缘光整,脂肪间隙清晰。结合患者的临床表现及影像特征,可诊断为直肠癌。该患者检查前肠道准备欠佳,肠管充盈不满意,肠管在皱缩状态下无法准确判断T分期,且T分期的准确诊断方法为直肠超声内镜和直肠磁共振,应用CT诊断T分期效能欠佳。

　　病例4　女,47岁,主诉:肛门疼痛10 d,排黏液脓血便4 d。查体:直肠指检距肛门4 cm可触及菜花样肿块,肿物质硬,边缘不清,活动性差。实验室检查:癌胚抗原32.20 ng/mL(↑),糖类抗原72-4 42.5 U/mL(↑)。横断位CT平扫显示直肠管壁增厚,管腔明显狭窄(图3-6A);横断位动脉期CT显示病变不均匀强化,周围脂肪间隙密度增高,直肠病变前缘与子宫分界不清(图3-6B)。化疗后复查横断位动脉期CT,较化疗前管壁增厚明显减轻(图3-6C)。病理显示直肠癌(黏液腺癌),T_{4b},溃疡型(图3-6D)。化疗前MRI T_1WI、T_2WI所示增厚直肠壁变薄、病变减轻、肠腔狭窄好转(图3-6E、F)。化疗后MRI T_1WI、T_2WI所示直肠病变较前有所好转(图3-6G、H)。

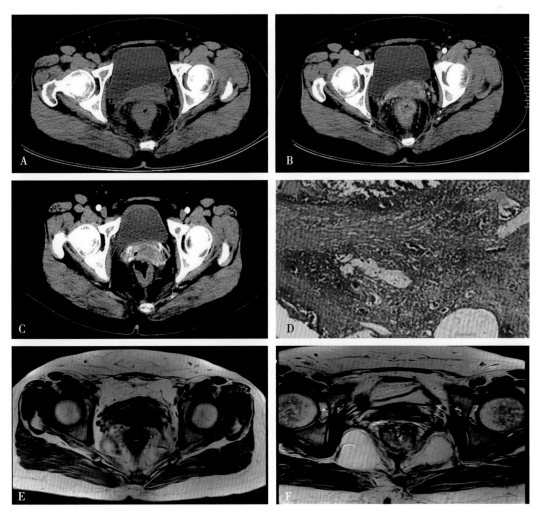

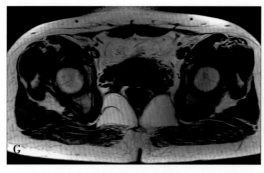
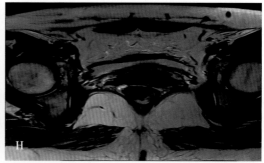

A. 横断位 CT 平扫图像；B. 横断位动脉期 CT 图像；C. 横断位动脉期 CT 图像；D. 病理图像；E. MRI T_1WI 图像；
F. MRI T_2WI 图像；G. MRI T_1WI 图像；H. MRI T_2WI 图像

图3-6 直肠癌 CT、病理及 MRI 表现

诊断思路

47 岁女性，以"肛门疼痛 10 d，排黏液脓血便 4 d"为主诉入院，查体未见明显异常体征。CT 扫描显示直肠管壁增厚，增强后不均匀强化，黏膜面不光整，周围脂肪间隙密度增高，直肠病变前缘与子宫后缘分界不清，提示子宫受侵可能，故分期为 T_{4b}。结合患者的临床表现及典型影像特征，拟诊断为直肠癌。治疗后复查显示增厚直肠壁较前明显好转，MRI 信号也较前减低，而且直肠后壁出现了长 T_2 信号，考虑"黏液湖"形成可能。

病例5 女，44 岁，主诉：停止排气、排便 6 d，发现直肠肿物 3 d。实验室检查：血红蛋白 92 g/L（↓），网织红细胞绝对值 121.7×10⁹/L（↑）。横断位 CT 平扫显示，直肠管壁厚，管腔消失（图 3-7A）；横断位动脉期 CT 可见病变均匀强化（图 3-7B）；矢状位静脉期 CT 示病变范围（图 3-7C）。超声内镜下所示病变为稍高回声，表面光整，侵及黏膜层及黏膜下层，肌层分界欠清晰（图 3-7D）。肠镜见直肠隆起病变（图 3-7E）。病理显示直肠癌（黏液腺癌），T_1，隆起型（图 3-7F）。

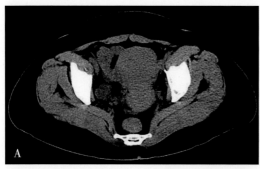
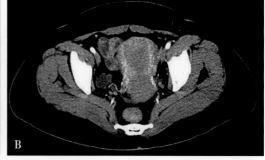

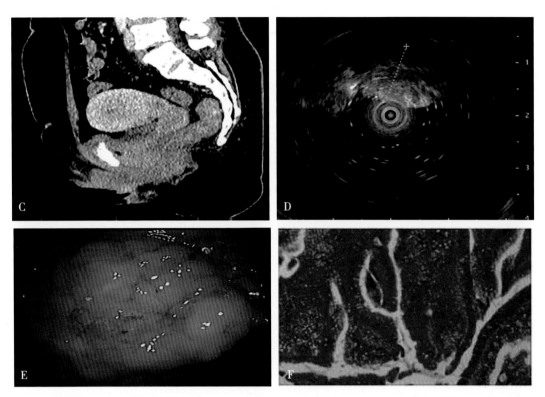

A. 横断位 CT 平扫图像；B. 横断位动脉期 CT 图像；C. 矢状位静脉期 CT 图像；D. 超声内镜图像；E. 肠镜图像；
F. 病理图像

图 3-7 直肠癌 CT、超声内镜、肠镜及病理表现

诊断思路

44 岁女性，以"停止排气、排便 6 d，发现直肠肿物 3 d"为主诉入院。CT 扫描显示直肠管壁增厚，增强后均匀强化，外缘光整，T 分期可考虑为 T_2/T_3，肠周未发现肿大淋巴结。结合患者的临床表现及影像特征，拟诊断为直肠癌（T_2/T_3）。

病例 6　男，61 岁，主诉：排便困难 2 月余。查体：直肠指检距肛门 6 cm 可触及菜花样肿块，质硬，边缘不清，活动性差。实验室检查：癌胚抗原 58.6 ng/mL（↑）。横断位 CT 平扫显示直肠壁增厚，见软组织影（图 3-8A）；横断位动脉期及静脉期 CT 见病变强化，与膀胱后壁粘连，分界不清（图 3-8B、C）。横断位 MRI T_1WI 见直肠上段管壁不均匀增厚，肠腔狭窄，外缘欠光整，脂肪间隙见小尖状突起，肠周脂肪内见多发肿大淋巴结影（图 3-8D）；矢状位 MRI 增强 T_1WI 压脂像所示直肠增厚，肠壁呈明显强化，肠腔狭窄，长约 2.5 cm，与肠腔后壁及骶前软组织分界不清（图 3-8E）。病理显示直肠癌（腺癌），溃疡型（图 3-8F）。

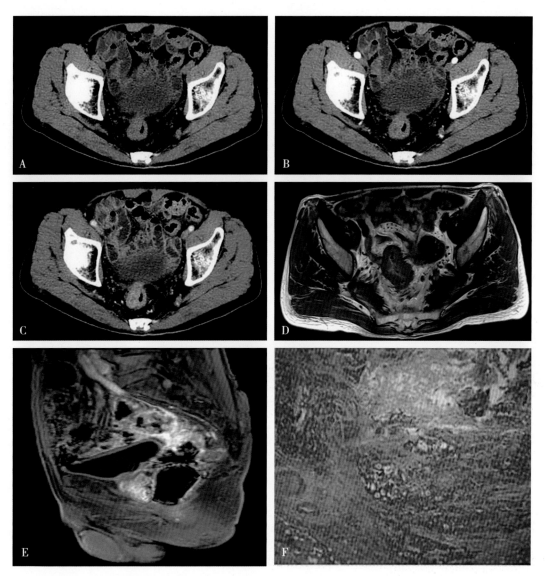

A. 横断位 CT 平扫图像;B. 横断位动脉期 CT 图像;C. 横断位静脉期 CT 图像;D. 横断位 MRI T_1WI 图像;E. 矢状位 MRI T_1WI 图像;F. 病理图像

图 3-8　直肠癌 CT、MRI 及病理表现

诊断思路

61 岁男性,以"排便困难 2 月余"为主诉入院。直肠指检距肛门 6 cm 可触及菜花样肿块。CT 扫描显示直肠内偏心软组织影,增强后病变较明显强化,外缘毛糙并侵及膀胱后壁,肠周见多发稍增大淋巴结影。结合患者的临床表现及典型影像特征,拟诊断为直肠癌($T_{4b}N_1$)。MRI 在直肠癌的诊断、分期及预后随访中价值重大,尤其是在环周切缘及直肠系膜筋膜受侵评估等方面。

病例 7　男,65 岁,主诉:确诊直肠癌 2 个月。

(1)治疗前　横断位动脉期及静脉期 CT 显示直肠下段右侧壁软组织肿块影,肿块呈中度不均强化表现,向腔内生长,局部肠腔狭窄(图 3-9A、B);冠状位静脉期 CT 清晰显示肿块大小、形状,大小约 3.3 cm×2.3 cm(图 3-9C)。MRI 之 T_1WI、T_2WI 及 DWI 图像,直肠下段右侧壁病变呈长 T_1、长 T_2 信号,外缘光整,直肠系膜筋膜光整,DWI 呈弥散轻度受限(图 3-9D ~ F);MRI 增强之横断位、冠状位及矢状位,直肠下段病变呈中度不均匀强化,呈菜花样突向肠腔内(图 3-9G ~ I)。肠镜活检病理显示绒毛管状腺癌(图 3-9J)。

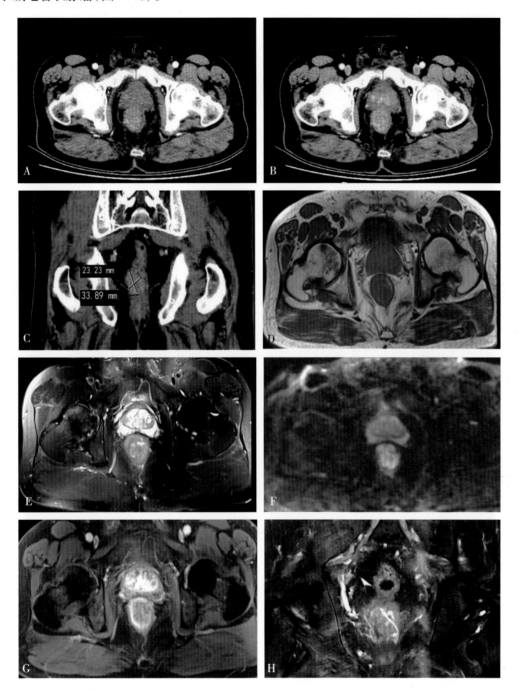

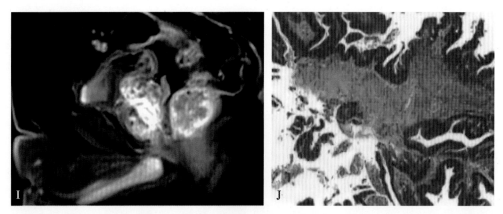

A. 横断位动脉期 CT 图像；B. 横断位静脉期 CT 图像；C. 冠状位静脉期 CT 图像；D. MRI T$_1$WI 图像；E. MRI T$_2$WI 图像；F. MRI DWI 图像；G. 横断位 MRI 增强图像；H. 冠状位 MRI 增强图像；I. 矢状位 MRI 增强图像；J. 病理图像

图 3-9　直肠癌治疗前 CT、MRI 及病理表现

（2）治疗 2 个月后复查　横断位及冠状位动静脉期 CT 示，直肠下段右侧壁轻度强化结节样病灶，边界不清，外缘光整，肠腔通畅（图 3-10A～D）。MRI T$_2$WI 显示直肠右侧壁病灶呈稍长 T$_2$ 信号，DWI 呈弥散轻微受限，增强扫描呈轻度不均匀强化，无明显占位效应（图 3-10E～G）。病理显示黏膜慢性炎，无明确肿瘤成分（图 3-10H）。

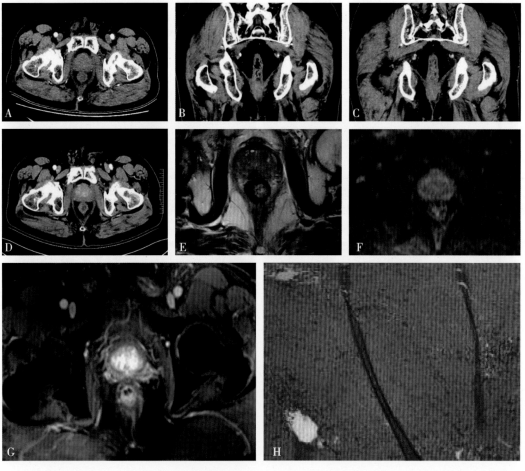

A. 横断位动脉期 CT 图像；B、C. 冠状位动脉期 CT 图像；D. 横断位静脉期 CT 图像；E. MRI T$_2$WI 图像；F. MRI DWI 图像；G. MRI T$_1$WI 增强图像；H. 病理图像

图 3-10　直肠癌治疗后 2 个月复查 CT、MRI 及病理表现

（3）后续复查　术后6个月（图3-11A～C）、24个月（图3-11D～F）、30个月（图3-11G、H）、50个月（图3-11I、J）复查CT，直肠右侧壁局部稍增厚，未见明确肿瘤残留及复发征象。

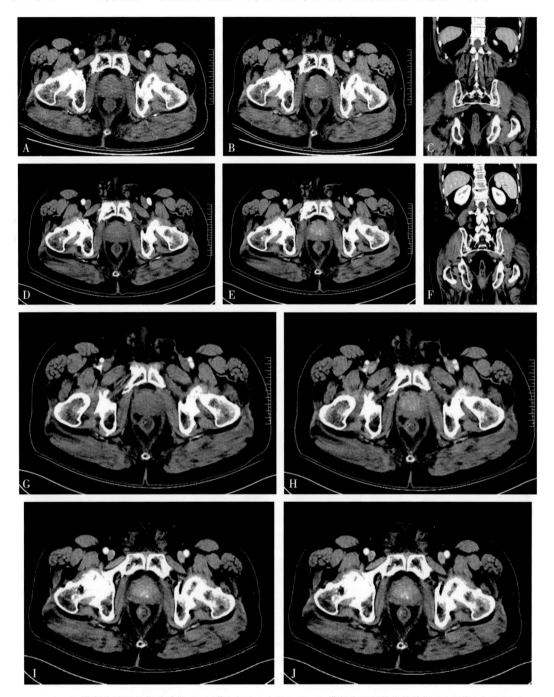

A～C.横断位及冠状位动脉期CT图像（术后6个月）；D～F.横断位及冠状位静脉期CT图像（术后24个月）；G、H.横断位动脉期及静脉期CT图像（术后30个月）；I、J.横断位动脉期及静脉期CT图像（术后50个月）

图3-11　直肠癌切除术后定期复查CT表现

诊断思路

65岁男性,2年前无明显诱因出现便后出血,伴里急后重大便性状改变,无其他症状。2个月前便血再次发作且出现腹痛,CT显示直肠右侧壁(距离肛门7 cm)突入肠腔内占位,并呈中等程度强化,局部肠腔狭窄,外缘光整,周围无侵犯,考虑直肠癌($T_2 \sim T_3$)。行术前新辅助化疗,给予患者XELOX方案化疗,治疗2个月后(3周期)复查CT及MRI,直肠病变明显好转,再行直肠癌术前短程大剂量放疗,放疗方案为25 Gy,5 Gy/次。遂行经肛门直肠病损切除术,术中探查直肠右壁距肛门3 cm处硬结,黏膜面稍糜烂,于距肿物边缘约5 mm处完整全层切除肿物,术后病理提示黏膜慢性炎,直肠癌经新辅助治疗后达到病理完全缓解(pCR)状态。术后规律复查,4年余未见残留及复发征象。

病例8　女,45岁,主诉:间断便血1年。查体:直肠指检触及直肠后壁1个环半周肿物,距肛门2 cm,质脆,肠腔狭窄可容一指,退指见暗红色血迹。

(1)治疗前　横断位CT平扫显示直肠下段壁局灶增厚,肠腔狭窄(图3-12A);增强扫描动脉期CT显示,实质病灶中度强化,长约51.72 mm,突向肠腔内,外缘局部毛糙,突向肠周脂肪,前缘与宫颈分界不清,肠周见多发肿大淋巴结影,亦呈中等程度强化,分期为$T_{4a}N_2$(图3-12B~I)。横断位MRI T_1WI、T_2WI及冠状位T_2WI图像,病变呈稍长T_1、稍长T_2信号,环4/5肠壁生长,外缘局部欠光整,前缘与子宫后壁分界不清,直肠左侧肠周脂肪内见增大淋巴结影(图3-12J~L);DWI病灶弥散受限呈高信号(图3-12M);横断位与冠状位MRI压脂增强图像,增强后病变呈明显不均匀强化(图3-12N、O)。肠镜及病理显示直肠(上缘距肛门内缘10 cm)肠腔内隆起型病变,表面糜烂及出血,病理诊断为绒毛管状腺瘤,伴高级别上皮内瘤变、癌变(图3-12P、Q)。

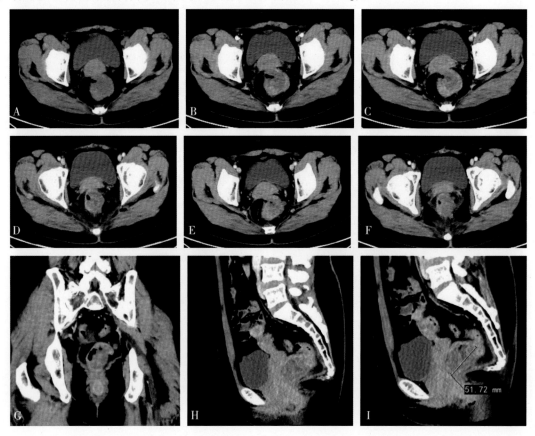

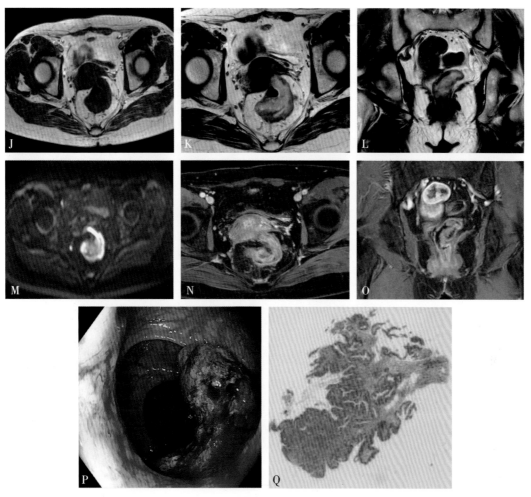

A. 横断位 CT 平扫图像；B ~ F. 横断位动脉期 CT 图像；G ~ I. 冠状位及矢状位
动脉期 CT 图像；J ~ L. 横断位 MRI T$_1$WI、T$_2$WI 及冠状位 T$_2$WI 图像；M. DWI 图像；
N、O. 横断位及冠状位 MRI 压脂增强图像；P. 肠镜图像；Q. 病理图像

图 3-12 直肠癌治疗前 CT、MRI、肠镜及病理表现

（2）治疗后 CT 平扫及横断位、矢状位及冠状位增强 CT 显示直肠下段环 3/4 肠壁增厚，肠腔略狭窄，病变较 3 个月前明显缩小，肠黏膜表面见明显片状强化影，直肠左侧淋巴结较前变化不大（图 3-13A ~ F）。横断位 MRI T$_1$WI、T$_2$WI 及冠状位 T$_2$WI 图像，病变呈稍长 T$_1$、稍长 T$_2$ 信号，环 3/4 肠壁生长，外缘光整，直肠子宫间隙显示线状高信号脂肪影，降期为 T$_3$（图 3-13G ~ I）；DWI 病灶弥散受限仍呈高信号（图 3-13J）；横断位与矢状位 MRI 压脂增强图像示增强后病变呈中度不均匀强化，较前强化程度降低（图 3-13K、L）。术后病理显示为 Ⅱ ~ Ⅲ 级溃疡型黏液腺癌，病理分期为 pT$_3$N$_{2a}$M$_x$，切缘未见癌，周围淋巴结 6/12 转移，TRG 分级可见部分癌残存（TRG Ⅱ 级）（图 3-13M、N）。

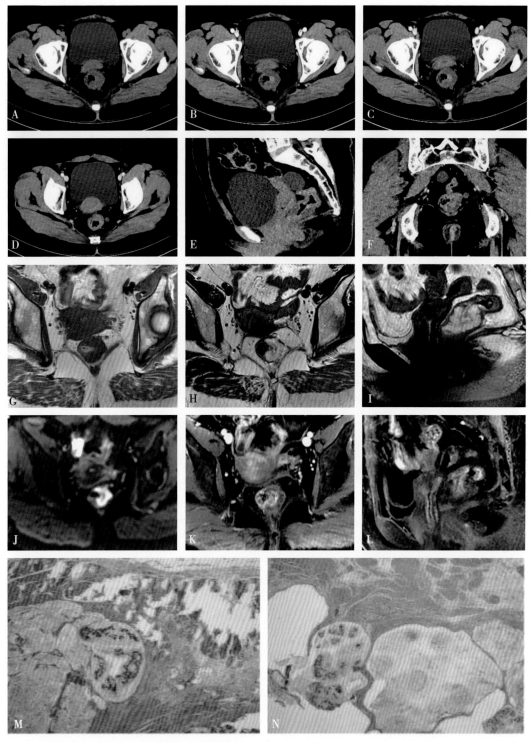

A. 横断位 CT 平扫图像；B. 横断位动脉期 CT 图像；C、D. 横断位静脉期 CT 图像；E. 矢状位静脉期 CT 图像；F. 冠状位静脉期 CT 图像；G. MRI T_1WI 图像；H. MRI T_1WI 图像；I. 冠状位 MRI T_2WI 图像；J. MRI DWI 图像；K. 横断位 MRI 压脂增强图像；L. 矢状位 MRI 压脂增强图像；M、N. 病理图像

图 3-13 直肠癌治疗后复查 CT、MRI 及病理表现

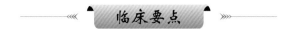

诊断思路

45 岁女性,以"间断便血 1 年"为主诉入院。肠镜提示直肠占位,病理提示(直肠活检)黏液腺癌。完善增强 CT 及 MRI 检查显示直肠下段较大占位,肠腔狭窄,肠周肿大淋巴结,符合直肠癌诊断。肿块局部与子宫后壁分界不清,肠周肿大淋巴结个数为 5 枚,肿瘤影像分期为 $T_{4b}N_{2a}M_0$,ⅢC 期,给予 FOLFOX 方案(奥沙利铂+左亚叶酸钙+氟尿嘧啶)化疗。4 周期后复查,直肠肿块明显缩小,肠周间隙清晰,周围转移淋巴结个数减少至 3 枚,降期为 $T_3N_{1b}M_0$,ⅢB 期,后行根治性手术切除治疗,病理结果提示为Ⅱ~Ⅲ级溃疡型黏液腺癌,病理分期为 $pT_3N_{2a}M_x$,切缘未见癌,周围淋巴结6/12转移,TRG 分级可见部分癌残存(TRGⅡ级)。此为一例降期成功病例。

临床要点

直肠癌(rectal cancer)是指源于直肠黏膜上皮细胞的恶性肿瘤,是胃肠道常见的恶性肿瘤之一。患者早期无明显症状,肿瘤进展到一定程度会出现排便习惯改变、肛门下坠感、里急后重、下腹痛等。治疗方法包括手术切除、放疗、化疗及靶向治疗等,多数患者可获得长期生存。

【临床分类】

1. 根据肿瘤的大体形态分类

(1)溃疡型　占 50% 以上,肿瘤形成深达或贯穿肌层的溃疡,形状为圆形或卵圆形,中心凹陷,边缘凸起,向肠壁深层生长并向周围浸润。

(2)隆起型　肿瘤的主体向肠腔内突出,肿块增大时表面可产生溃疡,向周围浸润少,预后较好。

(3)浸润型　癌肿沿肠壁各层弥漫浸润,使局部肠壁增厚、肠腔狭窄,但表面常无明显溃疡或隆起。此型分化程度低,转移早而预后差。

2. 根据解剖部位分类　直肠癌以腹膜返折为界分为上段直肠癌和下段直肠癌,也可分为低位直肠癌(距肛缘 5 cm 以内)、中位直肠癌(距肛缘 5~10 cm)和高位直肠癌(距肛缘 10 cm 以上),以肿瘤下缘确定位置。

结直肠癌最常见的病理类型是腺癌,占整个结直肠癌90%以上。依照其分化程度又分为高、中和低分化腺癌。采用 Borrmann 分型,分为Ⅰ型(蕈伞型)、Ⅱ型(局限溃疡型)、Ⅲ型(浸润溃疡型)、Ⅳ型(浸润型)4 型,其中Ⅱ型约占75%。

【影像学表现】

1. 大肠气钡双重造影表现　局部肠管见充盈缺损影,肠壁僵硬,扩张受限,通过欠佳。

2. CT 表现　①肠腔内软组织肿块,呈偏心性改变,肿块明显不均匀强化,局部可有坏死;②肠壁不规则增厚,强化显著;③肠腔不对称性狭窄及肠梗阻征象;④肠外壁模糊、毛糙或周围脂肪组织内的线状或结节状软组织密度影;⑤邻近组织器官的局部增厚或异常强化与周围正常脂肪间隙的消失;⑥结肠系膜周围及主动脉旁淋巴结转移;⑦肝和肺等远处转移;⑧腹膜、网膜脂肪间隙密度增高,伴有腹水。

3. MRI 表现　MRI 是直肠癌局部分期最准确的方法。MRI 上直肠系膜在 T_1 像和 T_2 像均表现为高信号。直肠系膜、筋膜表现为线状的低信号,直肠全系膜切除术(total mesorectal excision,TME)上直肠系膜是手术切除的界面。从肿瘤或转移淋巴结至系膜、筋膜最短的距离为环周切缘,这是局部复发最常见的部位。MRI 可以高度准确地评价环周切缘的情况,当癌肿与环周切缘的距离<1 mm,为环周切缘阳性,当肿瘤与环周切缘的距离>1 mm,则为环周切缘阴性。分期为 T_1 和 T_2 的肿瘤仅限于直肠壁,可以直接进行 TME 手术。常规 MRI 对直肠周围腺癌反应增生及直肠周围侵犯无法识别,T_3 为肿瘤生长超过直肠壁,直肠周围侵犯,这些肿瘤需要确定是否涉及直肠的环周切缘。T_{3a} 是肿瘤向直肠壁外侵犯<1 mm;T_{3b} 为肿瘤向直肠壁外侵犯 1～5 mm;T_{3c} 是肿瘤向直肠壁外侵犯 5～10 mm;T_{3d} 是肿瘤向壁外侵犯>15 mm;T_4 是肿瘤侵犯到周围结构,如盆壁、阴道、前列腺、膀胱、精囊,属于晚期的转移。

【鉴别诊断】

1. 直肠淋巴瘤　累及肠段较长,肠壁较厚,肠腔变窄情况不明显,无肠梗阻表现。而直肠癌多表现为肠腔不规则狭窄,肠壁僵硬,可出现肠梗阻征象。

2. 痔疮　主要症状是无痛性出血,可能是大便带血,也可能是肛门滴血或线状流血。直肠癌患者亦有便血,但就诊时常有肛门直肠刺激症状。两者鉴别极为容易,通过直肠指检或直肠镜检查即可诊断。对于直肠癌患者,直肠指检触摸直肠壁时,通常可以触及肿物,肿物相对坚硬固定,表面凹凸不平,同时指套上可见鲜血。

参考文献

[1]蔡升,褚建锋,周建波,等.内镜下切除结直肠腺瘤性息肉的疗效及预后评估[J].温州医科大学学报,2021,51(3):237-239,243.

[2]陆瑶,赵公芳,徐泉,等.结直肠腺瘤性息肉的相关因素及机制研究进展[J].消化肿瘤杂志(电子版),2020,12(4):233-237.

[3]李娟,高雪梅,程敬亮.MRI 对直肠腺瘤的诊断价值及临床分析[J].中国 CT 和 MRI 杂志,2017,15(9):122-125.

[4]郑国华,郑家平,邵国良,等.16 例直肠腺瘤的 CT 影像分析[J].肿瘤学杂志,2005(4):273-274.

[5]王峰,丁会,王全来,等.结直肠癌的 CT 表现及其与临床病理分级、患者预后的关系[J].实用癌症杂志,2021,36(1):116-119,125.

[6]刘兆伟,王国强,吕浩轩.多排螺旋 CT 平扫联合增强扫描及多平面重组在结直肠癌中的诊断价值[J].中国现代医生,2019,57(36):96-98,115.

[7]冯长明,徐慧慧,霍英杰,等.双能量 CT 能谱图像对结直肠癌的诊断及术前分期中的运用价值[J].湖南师范大学学报(医学版),2019,16(1):159-162.

第四章 阑尾疾病

第一节 阑尾炎

病例1 女,59岁,主诉:腹痛5个月,再发2 d。查体:右下腹压痛。实验室检查:C反应蛋白167.63 mg/L(↑),降钙素原2.539 ng/mL(↑),中性粒细胞百分数84.7%(↑)。横断位和冠状位CT平扫显示阑尾增粗,管壁增厚,边缘见条片状渗出影及小淋巴结影(图4-1A、B);横断位动脉期CT显示阑尾增粗伴渗出,管壁强化(图4-1C)。病理显示阑尾化脓性炎伴阑尾周围炎(图4-1D)。

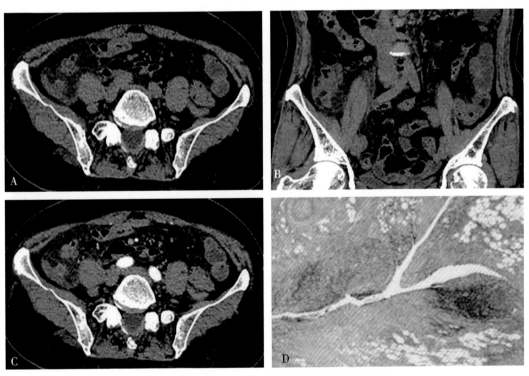

A.横断位CT平扫图像;B.冠状位CT平扫图像;C.横断位动脉期CT图像;D.病理图像

图4-1 阑尾炎CT及病理表现

诊断思路

59岁女性,以"腹痛5个月,再发2 d"为主诉入院,查体右下腹压痛。CT扫描显示阑尾增粗伴周围渗出及小淋巴结。结合患者的临床表现、炎症指标异常升高及典型炎症表现影像特征,可诊断为阑尾炎。

病例2　女,82岁,主诉:化脓性阑尾炎2月余,加重4 d。查体:右下腹压痛、反跳痛,腹肌紧张。实验室检查:白细胞计数12.13×10⁹/L(↑),中性粒细胞绝对值9.18×10⁹/L(↑),单核细胞绝对值0.86×10⁹/L(↑)。横断位CT平扫显示阑尾增粗,阑尾腔内见点状小结石影,阑尾管壁增厚,边缘不清,周围见片状渗出影及多发小淋巴结影(图4-2A);横断位动脉期CT显示阑尾增粗伴周围脓肿形成,增强扫描可见边缘明显强化(图4-2B)。

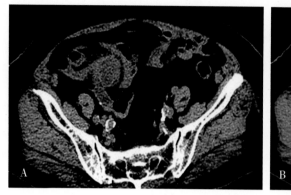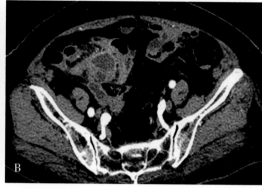

A.横断位CT平扫图像;B.横断位动脉期CT图像

图4-2　阑尾炎CT表现(病例2)

诊断思路

82岁女性,以"化脓性阑尾炎2月余,加重4 d"为主诉入院。CT显示阑尾增粗,管壁增厚,周围囊片状低密度影,边界清楚,呈环形强化,周围另见少许渗出影及小淋巴结影。结合患者的临床表现及典型影像特征,拟诊断为化脓性阑尾炎伴周围脓肿形成。

病例3　男,30岁,主诉:腹痛1 d,加重8 h。查体:右下腹压痛、反跳痛,腹肌稍紧张。横断位CT平扫显示右下腹阑尾体积增大,内可见长条状高密度影,阑尾壁增厚,周围可见条絮状渗出影及多发淋巴结影(图4-3A、B);冠状位、矢状位CT平扫显示阑尾炎症改变状态(图4-3C、D)。

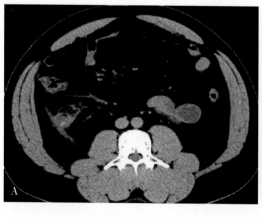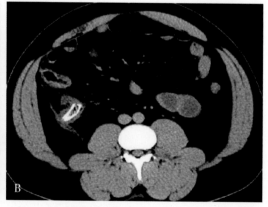

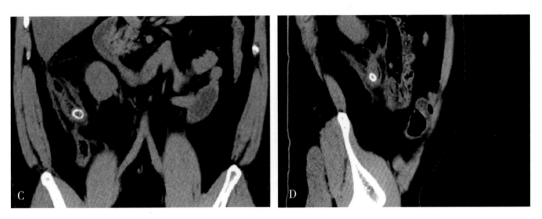

A、B.横断位CT平扫图像；C.冠状位CT平扫图像；D.矢状位CT平扫图像

图4-3　阑尾炎CT表现（病例3）

诊断思路

30岁男性，以"腹痛1 d,加重8 h"为主诉入院,查体示右下腹压痛、反跳痛,腹肌稍紧张。CT平扫显示右下腹阑尾体积增大,内可见高密度粪石影,阑尾壁增厚,周围可见气体影、条索状渗出影及多发淋巴结影,邻近腹膜增厚。结合患者的临床表现及典型影像特征,拟诊断为阑尾炎伴穿孔,阑尾腔内粪石。

病例4　男,37岁,主诉:腹痛4 h。查体:右下腹压痛,无明显反跳痛,腹肌稍紧张。横断位CT平扫显示右下腹阑尾增粗、积液,回盲部周围可见少许絮状渗出影（图4-4A、B）;冠状位CT平扫显示阑尾炎症改变状态（图4-4C）。超声显示右下腹阑尾区探及肿大低回声状结构,管壁增厚,肠管周围液性暗区包绕（图4-4D）。

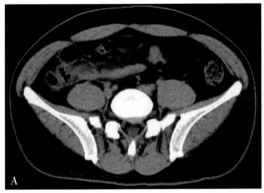
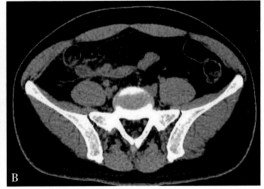

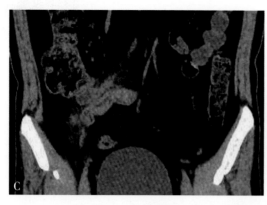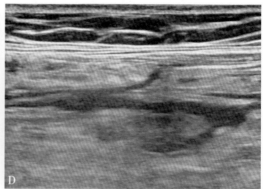

A、B.横断位 CT 平扫图像;C.冠状位 CT 平扫图像;D.超声图像

图4-4　阑尾炎 CT 及超声表现

诊断思路

37 岁男性,以"腹痛 4 h"为主诉入院,查体示右下腹有压痛,无明显反跳痛,腹肌稍紧张。CT 平扫显示右下腹阑尾体积增大、积液,周围可见条索状渗出影。结合患者的临床表现及典型影像特征,拟诊断为阑尾炎伴周围脓肿。

临床要点

阑尾炎可分为急性、慢性及特殊类型。急性阑尾炎是最常见的急腹症,多由阑尾管腔堵塞、细菌入侵引起。急性阑尾炎按照临床病理分型又可分为复杂性及非复杂性。复杂性包括坏疽性及穿孔性;非复杂性包括单纯性及化脓性。慢性阑尾炎多由急性转变而来,少数是开始即成慢性,主要表现为阑尾壁纤维化及慢性炎性细胞浸润。特殊类型阑尾炎多指发生于新生儿、小儿、孕妇及老年人人群的阑尾炎,症状不明显,诊断及治疗困难。

以最常见的急性阑尾炎为例,主要临床症状为转移性右下腹疼痛,麦氏点有压痛、反跳痛,还可伴有胃肠道症状及全身症状。

【影像学表现】

1. X 线表现　平片上,由于炎性浸润,阑尾区局限性密度增高,偶可见到阑尾钙化粪石影;阑尾周围形成脓肿时表现为软组织影,其内可见小气泡影,或在立位时有液平面。钡餐造影邻近肠管有激惹痉挛、外压表现。

2. CT 表现　阑尾管腔直径增大是最常见的急性阑尾炎 CT 征象,阑尾管腔直径常≥6 mm,阑尾壁厚度≥2 mm。阑尾周围有絮状或片状稍高密度影,周围脂肪间隙模糊,周围系膜增厚,常伴有阑尾粪石。回盲部肠壁表现为局限性增厚以及分层状强化。急性阑尾炎穿孔可表现出蜂窝织炎、阑尾壁强化缺损以及脓肿。

3. 超声表现　急性阑尾炎常表现为阑尾增粗,管壁增厚,呈不可压缩性,周围炎性脂肪回声增强,阑尾壁血流增加。根据阑尾炎类型的不同,超声表现又有些许差异,例如:急性单纯性阑尾炎常表现为高回声;继发性慢性阑尾炎呈低回声;化脓性呈"靶征";坏疽性呈片状高回声。

4.MRI 表现　MRI 相较于 CT、超声在阑尾炎的诊断、评估上运用稍局限,但在早期急性阑尾炎肠壁肿胀不明显、周围渗出较少时,T_2 压脂序列可敏感检出阑尾区的水肿高信号,提高诊断敏感性。

【鉴别诊断】

1.阑尾低级别黏液性肿瘤　表现为右下腹占位性病变,阑尾管径增宽呈囊状增大、增粗,圆形、椭圆形或长茄子形囊性包块,单房或多房分隔样改变,病灶的大小与病程相关;囊壁厚薄不均,可见多发斑点状、弧形及蛋壳样钙化。容易形成腹膜假黏液瘤,腹腔及盆腔可见积液,腹腔多发转移。

2.盲肠憩室炎　以突发性右下腹痛及压痛为主要临床表现。盲肠憩室炎与急性阑尾炎的 CT 影像表现主要区别在于炎症中心不同,前者以憩室为中心,后者以阑尾为中心。另外,二者炎性渗出范围也有不同,前者多累及右上象限,后者多局限于右下象限。

第二节　阑尾结石

病例 1　女,76 岁,主诉:转移性右下腹痛半天。查体:右下腹压痛。实验室检查:白细胞计数 $18.7 \times 10^9/L(\uparrow)$,中性粒细胞百分数 90.3%($\uparrow$),中性粒细胞绝对值 $16.89 \times 10^9/L(\uparrow)$,单核细胞绝对值 $0.94 \times 10^9/L(\uparrow)$。横断位 CT 平扫显示阑尾增粗,管腔内见类椭圆形致密影,周围见液性渗出,邻近腹膜增厚(图 4-5A);横断位动脉期 CT 显示增厚肠壁轻度强化(图 4-5B);冠状位动脉期 CT 清晰显示阑尾粪石(图 4-5C)。病理显示阑尾周围炎(图 4-5D)。

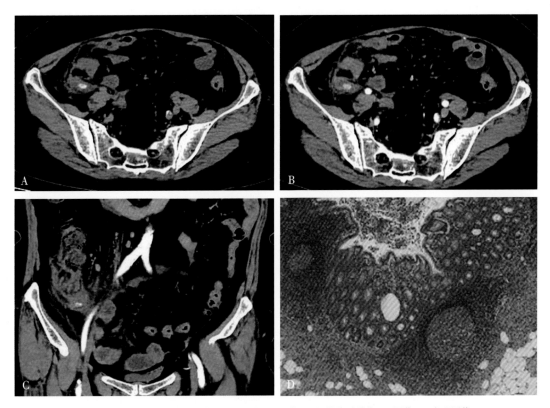

A.横断位 CT 平扫图像;B.横断位动脉期 CT 图像;C.冠状位动脉期 CT 图像;D.病理图像

图 4-5　阑尾结石 CT 及病理表现

诊断思路

76 岁女性,以"转移性右下腹痛半天"为主诉入院,查体示右下腹压痛。CT 显示阑尾增粗,管腔内见椭圆形致密影,周围可见絮状渗出影,邻近腹膜增厚,右侧系膜区可见肿大淋巴结影。结合患者的临床表现及典型影像特征,拟诊断为阑尾结石伴阑尾炎。

病例 2　男,29 岁,主诉:右下腹痛 1 d。查体:腹部按之触痛、压痛、反跳痛明显,无转移。实验室检查:白细胞计数 11.19×10^9/L(↑),中性粒细胞百分数 76.5%,中性粒细胞绝对值 8.56×10^9/L(↑),单核细胞绝对值 0.85×10^9/L(↑)。横断位 CT 平扫显示阑尾增粗,管腔内见点状致密影,周围见絮状低密度渗出(图 4-6)。

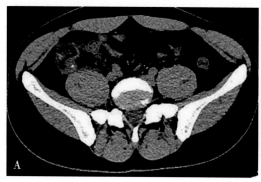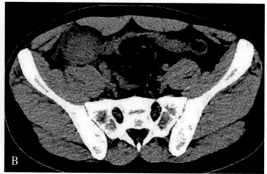

A、B.不同层面横断位 CT 平扫图像

图 4-6　阑尾结石 CT 表现(病例 2)

诊断思路

29 岁男性,以"右下腹痛 1 d"为主诉入院,查体示右下腹触痛、压痛、反跳痛明显。CT 扫描显示阑尾明显增粗,以远端为著,周围见絮状渗出影,起始处腔内见点状致密影。结合患者的临床表现及典型影像特征,拟诊断为阑尾结石伴阑尾炎。增强 CT 诊断价值较大,可以显示增粗的阑尾壁或者黏膜,对于周围渗出背景下是否有脓腔形成,也可清晰显示。

病例 3　男,53 岁,主诉:间断腹痛 6 个月,加重 4 d。查体:中上腹压痛、反跳痛。CT 平扫阑尾未见增粗,管腔内见点状致密影(图 4-7)。

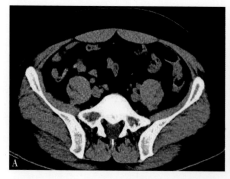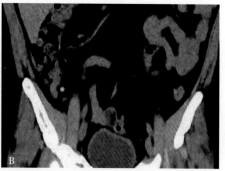

A.横断位 CT 平扫图像;B.冠状位 CT 平扫图像

图 4-7　阑尾结石 CT 表现(病例 3)

诊断思路

53 岁男性,以"间断腹痛 6 个月,加重 4 d"为主诉入院,查体中上腹压痛、反跳痛。CT 扫描显示阑尾腔内致密结节影。结合患者的临床表现及典型影像特征,拟诊断为阑尾结石。

◄◄◄ 临床要点 ►►►

阑尾结石以粪石多见,真正的阑尾结石则甚少见。其形成可能是由于寄生虫卵、虫体碎片、植物纤维、异物进入阑尾腔刺激含钙多的黏液分泌增加。黏液浓缩、附着和沉积逐渐形成结石。阑尾结石嵌顿阑尾腔引起压力增高,常合并阑尾炎。

【影像学表现】

1. X 线表现　虽然切除的阑尾在 X 线片上有 33% 可显示结石钙化,但阑尾炎患者术前摄片能显示结石钙化的不到 10%。若结石巨大,则在 X 线片上可看到分层卵圆形的钙化影。

2. CT 表现　由于结石致密的结构及成分,在 CT 上阑尾管腔内结石表现为高密度。伴有阑尾炎时可见管腔增粗,周围可见渗出及小淋巴结影,部分可见脓肿形成或穿孔,CT 可清晰显示。

3. 超声表现　阑尾结石表现为强回声光团,多数后方会伴有声影。

4. MRI 表现　T_2WI 上呈低信号,T_1WI 上呈高信号,边界清晰,易诊出。

【鉴别诊断】

右侧输尿管末端结石:虽然二者都表现为右下腹痛,但从临床表现来看,阑尾结石引起的阑尾炎为先腹痛后发热,泌尿系结石无此特征。输尿管结石一般伴随输尿管和/或肾盂扩张积水,通过 B 超或 CT 即可鉴别。

第三节　阑尾黏液囊肿

病例 1　男,66 岁,主诉:回盲部息肉 ESD 术后 3 个月。查体:腹部无压痛、反跳痛。实验室检查:糖类抗原 72-4 14.10 U/mL(↑)。横断位、冠状位动脉期 CT 显示阑尾增粗,边界清楚,管腔内见囊性密度影,囊腔及囊壁无强化(图 4-8A、B);冠状位静脉期 CT 显示阑尾腔内见低密度影,未见强化(图 4-8C)。病理显示阑尾腔内及肌间见较多黏液(图 4-8D)。

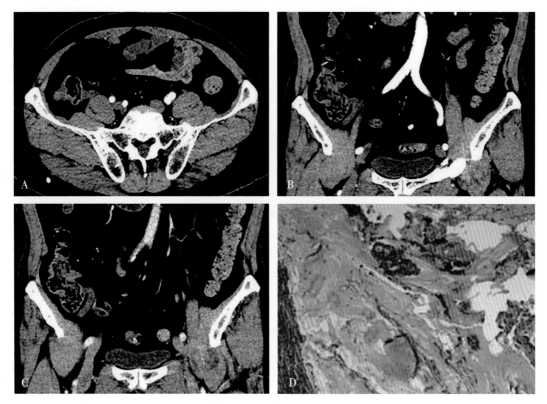

A. 横断位动脉期 CT 图像;B. 冠状位动脉期 CT 图像;C. 冠状位静脉期 CT 图像;D. 病理图像

图 4-8　阑尾黏液囊肿 CT 及病理表现

诊断思路

　　66 岁男性,以"回盲部息肉 ESD 术后 3 个月"为主诉入院,查体腹部无压痛、反跳痛。CT 扫描显示阑尾增粗,管腔内可见囊性无强化密度影,边界清楚。结合患者的临床表现及典型影像特征,考虑回盲部术后的手术瘢痕导致阑尾近端粘连,阑尾形成封闭的管腔,黏液潴留形成囊肿。拟诊断为阑尾黏液囊肿。

　　病例 2　男,57 岁,主诉:进食后腹痛、腹泻 5 月余。查体:腹部无压痛、反跳痛。实验室检查:单核细胞百分数 16.5%(↑),单核细胞绝对值 0.68×10^9/L(↑)。横断位和冠状位 CT 平扫显示阑尾增粗,边界清晰,管腔内液体密度影(图 4-9A、B);横断位和冠状位动脉期 CT 显示阑尾囊壁轻度强化(图 4-9C、D)。

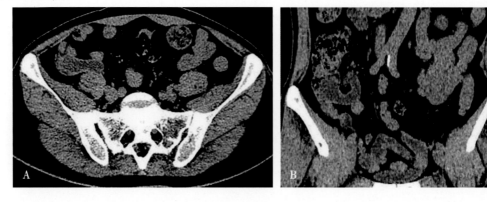

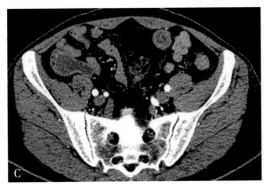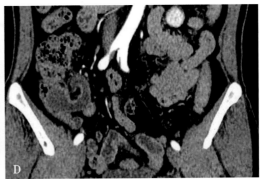

A. 横断位 CT 平扫图像;B. 冠状位 CT 平扫图像;C. 横断位动脉期 CT 图像;D. 冠状位动脉期 CT 图像

图 4-9 阑尾黏液囊肿 CT 表现

诊断思路

57 岁男性,以"进食后腹痛、腹泻 5 月余"为主诉入院,查体腹部无压痛、反跳痛。CT 扫描显示阑尾明显增粗,管腔内液体密度影,周围脂肪间隙清晰,增强后管壁轻度强化。结合患者的临床表现及典型影像特征,拟诊断为良性的阑尾黏液囊肿。

临床要点

阑尾黏液囊肿(appendiceal mucocele)由于缺乏特异性实验室检验和影像学表现,术前确诊困难,误诊率极高,几乎都是通过术后病理证实。较为常见的原因是阑尾粪石、急慢性阑尾炎症局部纤维化、腹膜炎、术后感染或瘢痕导致的狭窄梗阻,使阑尾形成一个全封闭的腔隙,此时阑尾黏液细胞正常分泌黏液,黏液的不断蓄积形成圆形或类圆形囊性包块。临床症状主要为非转移性右下腹不适和腹部包块。当囊肿合并急性感染时表现类似急性阑尾炎。

【影像学表现】

1. X 线表现　阑尾腔黏液因堵塞常不显影,可见占位性病变存在于回肠及盲肠之间,导致回肠及盲肠被推挤至两侧,盲肠壁可见外来压迹,呈弧形改变,但肠黏膜未见异常。

2. CT 表现　阑尾体积增大,右下腹可见圆形、椭圆形囊性低密度肿物。不伴有感染及炎症时囊壁光滑,与周围组织边界清晰。增强扫描大部分包块无增强,小部分囊壁可有轻度强化。

3. 超声表现　回盲部可见囊实性肿物,包膜光滑完整,肿物内回声呈网状,有密集点状回声,后方回声稍增强。

【鉴别诊断】

1. 急慢性阑尾炎　阑尾炎常为右下腹转移性疼痛,黏液囊肿为右下腹固定性疼痛。CT 上阑尾黏液囊肿边界清晰、形态略不规则,阑尾直径常 ≥15 mm。急性阑尾炎时阑尾多是均匀性的肿大,阑尾直径常 ≥6 mm。

2.右侧附件囊肿 附件囊肿过大时可见子宫受压移位,对病变来源可进一步行三维重建,多角度观察病变,有助于明确分析病变与附件、阑尾的关系。

3.阑尾黏液性肿瘤 临床症状和急性阑尾炎相似,为转移性右下腹疼痛。阑尾管径增宽呈囊状增大,呈圆形、椭圆形囊性包块,单房或多房分隔样改变;囊壁厚薄不均,可见多发斑点状、弧形及蛋壳样钙化,增强后囊壁可有不同程度的强化。

第四节 阑尾黏液腺癌

病例1 女,63 岁,主诉:反复下腹部疼痛 8 个月。实验室检查:糖类抗原 19-9 292.85 U/mL(↑),糖类抗原 72-4 9.74 U/mL(↑),癌胚抗原 16.47 ng/mL(↑)。横断位 CT 平扫显示右侧盆腔阑尾部可见囊实性占位,其内可见结节样钙化影(图 4-10A);横断位动脉期和静脉期 CT 显示阑尾部占位增强后可见轻度不均匀强化(图 4-10B、C);冠状位动脉期和静脉期 CT 显示肿块与盲肠末端分界不清(图 4-10D、E)。病理显示阑尾黏液腺癌(图 4-10F)。

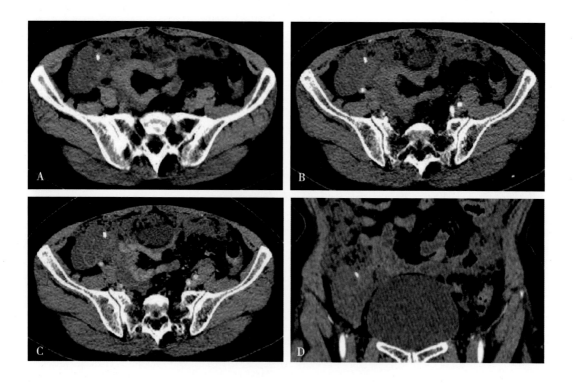

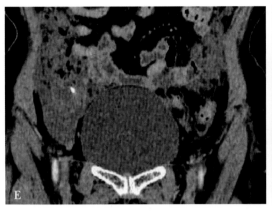
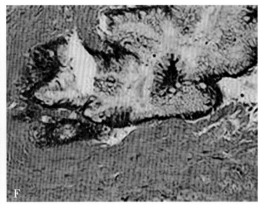

A、B.横断位 CT 平扫图像;C.横断位静脉期 CT 图像;D.冠状位动脉期 CT 图像;E.冠状位静脉期 CT 图像;F.病理图像

图 4-10 阑尾黏液腺癌 CT 及病理表现(病例 1)

诊断思路

63 岁女性,以"反复下腹部疼痛 8 个月"为主诉入院,查体右下腹轻压痛,可触及一约 5 cm× 5 cm 包块,表面光滑,活动度可。CT 扫描显示右下腹可见囊实性肿块影,形态不规则,增强后呈不均匀轻度强化,其内可见结节样钙化影,肿块与盲肠末端分界不清,大网膜可见污垢样、结节状、饼状改变。结合患者的临床表现及典型影像特征,拟诊断为阑尾黏液腺癌。

病例 2 女,69 岁,主诉:腹胀 3 年余。查体:腹部无压痛、反跳痛。实验室检查:糖类抗原 19-9 247 U/mL(↑),糖类抗原 125 227 U/mL(↑)。横断位 CT 平扫显示右下腹阑尾区肠壁增厚,其内可见囊性低密度影,周围可见稍高密度环形囊壁,腹膜增厚,局部呈网饼状(图 4-11A、B);横断位动脉期 CT 显示阑尾部占位增强后可见囊壁轻度强化(图 4-11C);冠状位、矢状位动脉期 CT 显示肿块囊壁可见钙化影,腹膜增厚(图 4-11D、E)。病理显示阑尾黏液腺癌(图 4-11F)。

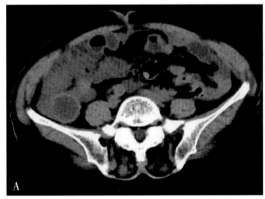
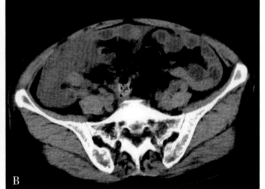

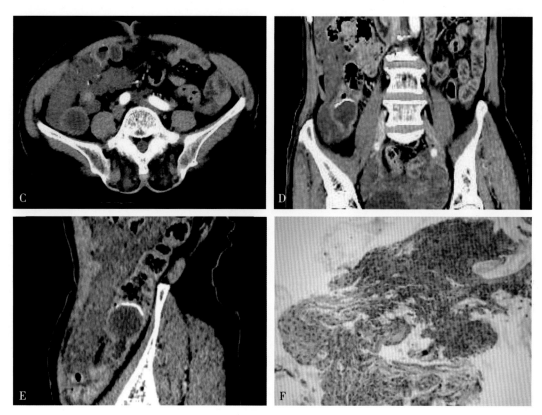

A、B. 横断位 CT 平扫图像；C. 横断位动脉期 CT 图像；D. 冠状位动脉期 CT 图像；E. 矢状位动脉期 CT 图像；F. 病理图像

图 4-11　阑尾黏液腺癌 CT 及病理表现（病例 2）

诊断思路

69 岁女性，以"腹胀 3 年余"为主诉入院，查体腹部无压痛、反跳痛。CT 扫描显示右下腹可见囊性肿块影，形态较规则，周围可见稍高密度环形囊壁，腹膜增厚，局部呈网饼状，增强后囊壁轻度强化。结合患者的临床表现、实验室检查及典型影像特征，拟诊断为阑尾黏液腺癌。

临床要点

阑尾黏液腺癌症状不典型、特异性差、检出率低。大部分患者偶然发现右下腹肿块，活动度好，质软无触痛。由于该肿瘤富含黏蛋白，囊内常充满黏液，以致阑尾腔阻塞并发感染，因此常表现为慢性阑尾炎征象。术前诊断困难，主要依靠术后病理检查。该病易发生转移，常为腹腔内种植，生长迅速，腹腔内可有黏液腹水。血清肿瘤标记物表现为 CEA 和 CA19-9 增高。

【影像学表现】

1. CT 表现　阑尾部囊性或囊实性占位，囊壁不均匀增厚，囊壁可见软组织密度结节，病灶边界不清，可见渗出，周围脂肪间隙密度增高模糊。囊壁结节富血供，增强后呈明显不均匀强化。

2.超声表现　阑尾增粗,纵切面呈"茄状""管状",囊壁可见结节及钙化,多呈不均匀增厚。

【鉴别诊断】

1.阑尾炎　二者都常表现为右下腹疼痛,临床症状不具有鉴别性。慢性阑尾炎 CT 上阑尾多是均匀性肿大,阑尾直径常≥6 mm。阑尾黏液腺癌阑尾壁多呈不均匀增厚,阑尾腔内富含黏液。

2.阑尾黏液囊肿　阑尾黏液囊肿 CT 上常呈囊性病灶,在合并感染时囊壁增厚伴强化。阑尾黏液腺癌的囊壁呈不均匀增厚,腔内可见软组织密度灶,增强后明显强化。

参考文献

[1]陈韬,梁治平,钟敏之.急性阑尾炎 MRI 和 CT 诊断对比分析[J].现代医用影像学杂志,2021,30(2):332-334.

[2]齐明基,彭海芳,程珍.成人急慢性阑尾炎超声检查特征与不同病理类型之间的对照研究[J].医技与临床杂志,2020,24(25):3638-3639.

[3]余星瑶,刘超,冯倩倩,等.急性阑尾炎的 MSCT 征象与病理分型的相关性分析[J].CT 理论与应用研究杂志,2022,31(2):251-258.

[4]张久明.急性化脓性阑尾炎误诊为输尿管结石 2 例分析[J].淮海医药杂志,2016,34(2):195.

[5]HEDFI M,ZENAIDI H. Appendicitis due to diverticulum of the appendix:about a case[J]. Pan Afr Med J,2021,40:253.

[6]FUKATA K,TAKAMIZAWA J,MIYAKE H,et al. Diagnosis of appendiceal diverticulitis by multidetector computed tomography[J]. Jpn J Radiol,2020,38(6):572-578.

[7]刘欢欢,田雨.阑尾黏液囊肿 35 例临床分析[J].中国现代普通外科进展杂志,2019,22(2):151-152.

[8]张旭旭,马苏美.阑尾黏液囊肿超声误诊分析[J].甘肃医药杂志,2021,40(8):735-736.

[9]SENTÜRK M,YAVUZ Y,ALKAN S,et al. The investigation of 14 appendiceal mucocele cases encountered in 4850 appendectomy patients[J]. J Gastrointest Cancer,2021,52(2):701-705.

[10]CESTINO L,FESTA F,CAVUOTI G,et al. Appendiceal mucocele:three cases with different clinical presentation and review of literature[J]. J Surg Case Rep,2020,2020(9):rjaa344.

[11]王亚运,张勇,孟宁,等.原发性阑尾黏液腺癌误诊 1 例 [J].世界最新医学信息文摘,2017,17(102):230-232.

[12]龚碧云,丁旭恩,陈苍松,等.阑尾黏液性肿瘤的多层螺旋 CT 表现及诊断价值[J].中外医疗影像与检验,2019,18(189):189-191.

罕少见病例篇

第五章　结肠疾病

第一节　巨结肠

病例 1　男,3 岁,代主诉:排便困难伴腹胀 3 年。查体:发育较同龄儿差。实验室检查:血红蛋白 103 g/L(↓),白细胞计数 9.54×10⁹/L(↑),中性粒细胞绝对值 8.3×10⁹/L(↑)。X 线腹部立位片,结肠积气扩张(图 5-1A);俯卧位结肠 X 线气钡双重造影,乙状结肠扩张(图 5-1B);仰卧位、俯卧位结肠 X 线气钡双重造影,乙状结肠扩张,部分降结肠显影,横结肠未见显影(图 5-1C、D)。大体标本显示肠管扩张,质软(图 5-1E)。病理显示细段肠管肠壁固有层见部分神经束,不见神经节细胞,符合先天性巨结肠改变(图 5-1F)。

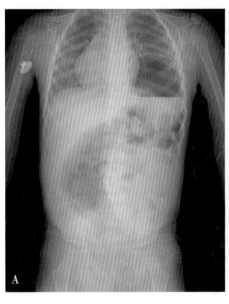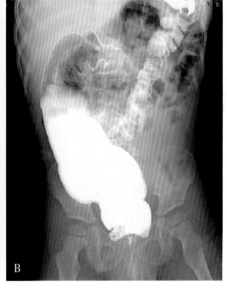

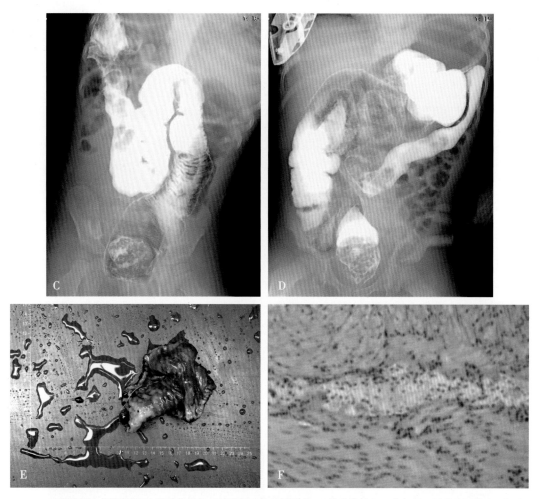

A. X线腹部立位片图像;B.俯卧位结肠X线气钡双重造影图像;C.仰卧位结肠X线气钡双重造影图像;D.俯卧位结肠X线气钡双重造影图像;E.大体标本图像;F.病理图像

图5-1　先天性巨结肠X线、大体标本及病理表现

诊断思路

　　3岁男孩,以"排便困难伴腹胀3年"为代主诉入院,发育较同龄儿差。直肠指检小拇指进入稍困难,直肠壶腹无明显空虚感。实验室检查显示贫血,白细胞计数及中性粒细胞绝对值升高。结肠X线气钡双重造影显示直肠、乙状结肠扩张,乙状结肠冗长。结合患者的临床表现及典型影像特征,拟诊断为先天性巨结肠。

　　病例2　女,32岁,主诉:持续性腹痛,伴大便干结4月余。查体:腹部柔软,压痛。大肠X线气钡双重造影正、侧位片,直肠、乙状结肠及右半结肠积气扩张,直肠及乙状结肠为著,最大直径约76 mm(图5-2A～D)。大体标本显示结肠切缘周径7.0～7.5 cm,肠管质软、皱襞清晰(图5-2E)。病理示黏膜慢性炎,肌间可见神经丛及节细胞(图5-2F)。

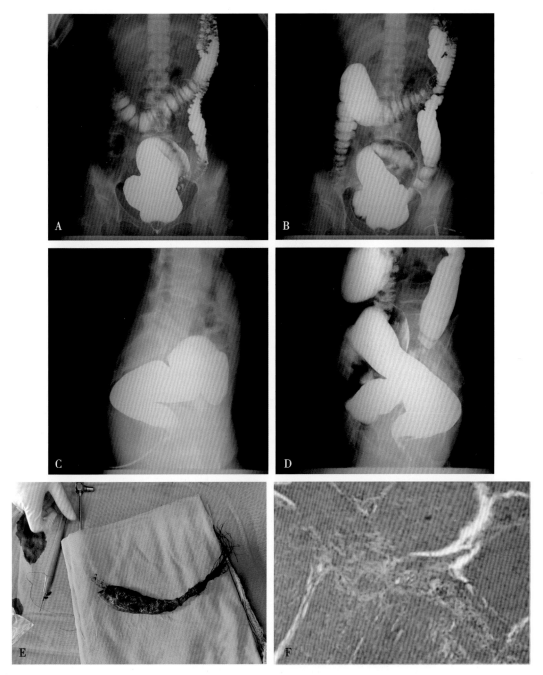

A、B.大肠 X 线气钡双重造影正位图像(不同时相);C、D.大肠 X 线气钡双重造影侧位图像(不同角度);E.大体标本图像;F.病理图像

图5-2　特发性巨结肠 X 线、大体标本及病理表现

诊断思路

　　32 岁女性,以"持续性腹痛,伴大便干结 4 月余"为主诉入院。查体腹部柔软,有压痛。实验室检查未见异常。大肠 X 线气钡双重造影显示直肠、乙状结肠及右半结肠扩张,结肠全切术后显示黏膜炎性改变,肠壁见神经节细胞。结合患者的临床表现及典型影像特征,拟诊断为特发性巨结肠病。

病例 3 男,35 岁,主诉:无明显诱因排便困难 30 年。查体:腹稍膨隆。实验室检查:降钙素原 0.387 ng/mL(↑),白细胞计数 10.68×10⁹/L(↑),中性粒细胞绝对值 8.86×10⁹/L(↑)。大肠 X 线气钡双重造影正、侧位显示,乙状结肠、降结肠明显扩张,最大直径达 18 cm,局部结肠袋正常结构消失(图 5-3A、B);X 线气钡双重造影正、侧位可显示狭窄段肠管(图 5-3C、D)。冠状位和矢状位 CT 平扫显示结肠、乙状结肠明显扩张积气(图 5-3E、F)。大体标本显示扩张段肠管及狭窄段肠管,肠壁柔软,弹性差(图 5-3G)。病理显示肠管扩张段肌间可见神经丛及节细胞(图 5-3H)。

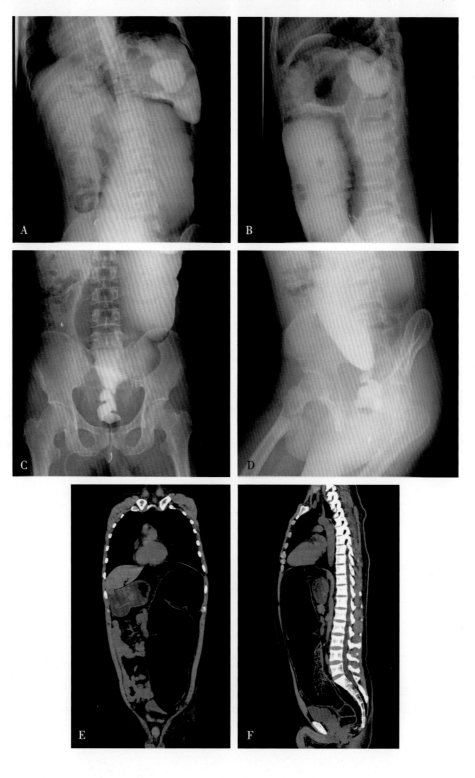

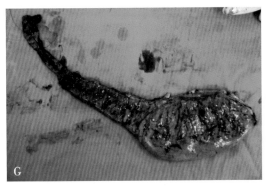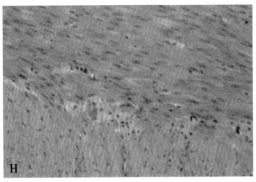

A. 大肠 X 线气钡双重造影正位图像;B. 大肠 X 线气钡双重造影侧位图像;C. 狭窄肠管 X 线气钡双重造影正位图像;D. 狭窄肠管 X 线气钡双重造影侧位图像;E. 冠状位 CT 平扫图像;F. 矢状位 CT 平扫图像;G. 大体标本图像;H. 病理图像

图 5-3　特发性巨结肠 X 线、CT、大体标本及病理表现

诊断思路

35 岁男性,以"无明显诱因排便困难 30 年"为主诉入院。查体显示腹稍膨隆,未见其他异常体征。实验室检查显示降钙素原、白细胞计数及中性粒细胞绝对值升高。大肠 X 线气钡双重造影显示乙状结肠、降结肠明显扩张处及狭窄段管腔位置;CT 显示结肠明显扩张;肠镜显示肠壁黏膜黑变病。结合患者的临床表现及典型影像特征,拟诊断为特发性巨结肠。

临床要点

巨结肠是一种形态方面的描述,放射学检查发现降结肠或乙状结肠、直肠直径>6.5 cm,升结肠>8 cm,盲肠>12 cm 即可称为巨结肠。巨结肠包括先天性巨结肠、特发性巨结肠等。先天性巨结肠又称希尔施普龙病,是常见的先天性肠道畸形之一,病理特征为消化道远端神经节细胞缺如,使肠管处于痉挛状态,肠内容物长期滞存于病变肠管近端,导致近端肠管扩张肥厚。特发性巨结肠发病可能与精神因素、心理因素有关。临床症状主要为反复腹胀、便秘以及新生儿期胎便排出延迟,常需灌肠和药物辅助排便。

【影像学表现】

1.X 线表现　平片表现为低位不全性肠梗阻征象,结肠胀气与小肠有不同程度扩张,直肠充气少或无气体影,立位平片有时可见气液平面。X 线造影是诊断本病的主要方法。先天性巨结肠根据狭窄位置及范围分为 5 个亚型。①短段型:狭窄段位于直肠中远段。②常见型:又称普通型,狭窄段位于肛门至直肠近端或直肠乙状结肠交界处,甚至达乙状结肠远端。③长段型:狭窄段自肛门延伸至降结肠甚至横结肠。④全结肠型:狭窄段位于升结肠及距回盲部 30 cm 以内的回肠。⑤全肠型:狭窄段累及全部结肠及距回盲部 30 cm 以上小肠,甚至累及十二指肠。另有文献报道超短段型巨结肠狭窄段局限于直肠末端(即内括约肌部分)。巨结肠的 X 线表现基本一致,不同类型的诊断需要根据病因鉴别。

2. CT 表现　可显示远端的狭窄段、类似漏斗形的移行段及近端的扩张段。结肠可见程度不一的明显扩张,部分小肠亦明显扩张。局部结肠壁增厚,扩张肠管内可见大量肠道内容物、气体密度影,部分内容物密度增高,部分可见宽大气液平面。邻近肠管及周围脏器受压变形,部分显示不清。

【鉴别诊断】

1. 新生儿结肠先天性狭窄　腹部平片可见肠腔充气扩张,也可出现低位肠梗阻,X 线气钡双重造影检查可显示狭窄段及扩张段,但没有移行段,而先天性巨结肠具有移行段。

2. 先天性回肠闭锁　腹立位平片可见肠腔扩大和气液平面,但在回肠闭锁中无结肠扩张,整个盆腔空白无气。钡剂灌肠显示结肠细小,呈袋状阴影(小结肠或胎儿型结肠),与全结肠无神经节细胞症的征象难以鉴别。

3. 先天性肠旋转不良　先天性肠旋转不良临床表现为呕吐和腹胀,与先天性巨结肠相似。但胎便排出正常,钡剂灌肠显示右半结肠位置异常,有较大的鉴别价值。

第二节　肛门闭锁

病例 1　男,1 月龄,代主诉:无肛门伴排便位置异常 1 个月。查体:会阴部后联合之间有直径约 3 mm 瘘口,见少量大便排出。X 线倒立位片,乙状结肠积气扩张(图 5-4A);大肠 X 线气钡双重造影,瘘管、直肠、乙状结肠、部分降结肠显影(图 5-4B、C);大肠 X 线气钡双重造影,直肠、乙状结肠、降结肠、横结肠及升结肠显影(图 5-4D)。

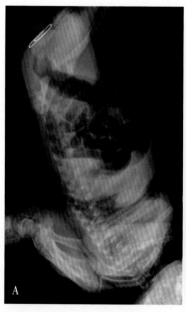
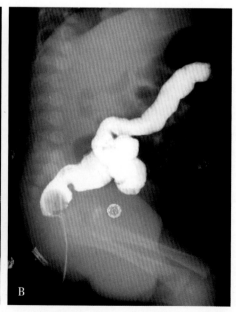

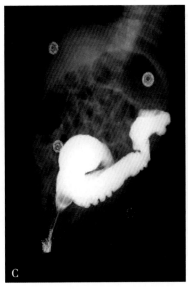
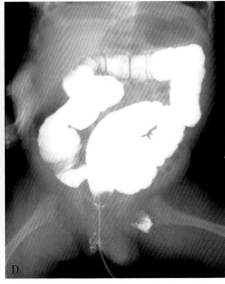

A.X线倒立位图像;B.大肠X线气钡双重造影瘘管图像;C.大肠X线气钡双重造影
直肠、乙状结肠图像;D.大肠X线气钡双重造影大肠图像

图5-4　肛门闭锁X线表现

诊断思路

1月龄男孩,以"无肛门伴排便位置异常1个月"为代主诉入院,查体发现会阴部后联合之间有直径约3 mm瘘口,见少量大便排出。大肠X线气钡双重造影显示腹腔内肠腔积气,直肠最远端气体距离标志物约8 mm,经会阴部瘘管插管固定后注入对比剂,瘘口标记物距离直肠末端约17 mm。结合患者的临床表现及典型影像特征,拟诊断为肛门闭锁并直肠会阴瘘。

病例2　男,出生3 d,代主诉:出生后未排大便,伴呕吐胃内容物3 d。查体:腹壁静脉显现,肛窝存在,未见肛门外口。横断位CT平扫显示肠管扩张,肠腔内气液平面(图5-5A);横断位动脉期CT显示肠管扩张,肠壁强化(图5-5B);横断位静脉期CT显示直肠下端壁厚,提示远端闭塞(图5-5C);冠状位静脉期CT显示肠管扩张,肠腔内见气液平面(图5-5D)。

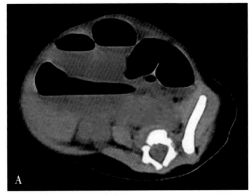
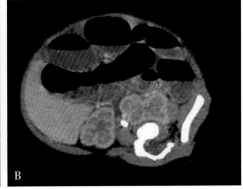

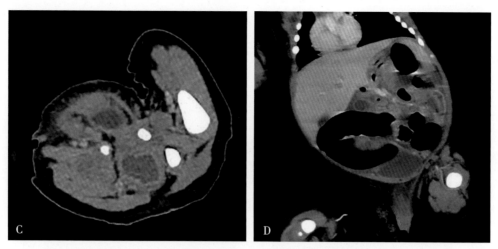

A.横断位 CT 平扫图像;B.横断位动脉期 CT 图像;C.横断位静脉期 CT 图像;D.冠状位静脉期 CT 图像

图 5-5　肛门闭锁 CT 表现

诊断思路

出生 3 d 男孩,以"出生后未排大便,伴呕吐胃内容物 3 d"为代主诉入院,查体发现按压肛门切迹处肛窝存在,未见肛门外口。CT 显示腹部膨隆,直肠明显扩张,肠腔内见气液平面,直肠下段壁厚。结合患者的临床表现及典型影像特征,拟诊断为肛门闭锁。

临床要点

肛门闭锁症又称锁肛、无肛门症,是常见的先天性消化道畸形,新生儿发病率为 1 :(1 500 ~ 5 000),男患儿多于女患儿,常合并会阴部、膀胱、尿道及阴道瘘,泌尿生殖系发育异常,脊柱、脊髓畸形以及肛周肌群异常等。本病由胚胎时期的后肠发育障碍所致。以耻尾线(PC 线)为标志分为高、中、低位闭锁,高位肛门闭锁为直肠盲端在耻尾线以上;中位肛门闭锁为直肠盲端与耻尾线处于同一水平位置;低位肛门闭锁为直肠盲端位于耻尾线下方。

患儿临床表现为肛门呈闭锁的凹陷状,或肛门位置和形态异常,胎便由肛门的异位开口、尿道、阴道或会阴部瘘口排出,尿液混浊。肛门闭锁的患儿如未及时接受治疗,生存期不超过 2 周,因此发现肛门闭锁的患儿应及时进行手术。

【影像学表现】

1. X 线表现　X 线倒立位片是最早、最常应用于该病的影像学检查方法,可以测量出直肠盲端与皮肤肛穴的距离,判断肛门闭锁的类型。在会阴肛门区皮肤上贴高密度物质作为标记,摄片前将患儿倒立 2~3 min,使直肠盲端的胎便与肠管气体互相转换,以便测量直肠盲端与肛穴的距离。中高位肛门闭锁患儿常合并膀胱瘘、肠道狭窄等,透视下点片时注入适当的对比剂并加压推注,显示异常通道,以降低穿孔风险。

2. CT 表现　可以直接显示直肠末端的位置及大多数并发畸形,显示肛提肌的发育状态及走向,可以用于术前手术方式的选择及预后的判断。

3. MRI 表现　临床中越来越多地将 MRI 用于该病的诊断。MRI 矢状位是显示直肠盲端与 PC线关系最佳的成像位置,可以用于准确测量直肠盲端与肛门窝的距离,准确判定肛门闭锁的类型。患儿直肠盲端信号呈多样性,部分呈混杂性,这是由其所含的物质成分多样形成的。当直肠盲端被含脂质成分较多的胎便充盈时,T_1WI 及 T_2WI 上均呈高信号,压脂序列上呈低信号;当直肠盲端被含水较多的液体充盈时,T_1WI 上呈低信号,T_2WI 及其压脂序列上均呈高信号;当直肠盲端被气体充盈时,T_1WI 及 T_2WI 上均呈低信号。

【鉴别诊断】

1. 先天性巨结肠　患儿多有出生后胎便排出延迟,数日内出现便秘、肠梗阻表现,钡剂灌肠检查可见远端结肠狭窄及近端肠管扩张,两者之间可见锥形移行段;肛门闭锁患儿胎便不能排出或经瘘口排出,X 线倒立位片可见肛门距直肠盲端有一定距离。

2. 先天性肠旋转不良　患儿多在生后 3～5 d 频繁呕吐,呕吐物中含有大量胆汁。上消化道造影检查表现为十二指肠上段轻至中度扩张,十二指肠下段与空肠上段呈螺旋状向下走行;钡剂灌肠检查可见回盲部位置异常,结肠管径正常,根据此可与肛门闭锁相鉴别。

3. 先天性肠闭锁　以呕吐及进行性腹胀为首发症状,包括十二指肠、空肠、回肠、结肠闭锁,均表现为不同平面肠梗阻,梗阻近端肠腔扩张显著,见宽气液平面,对比剂不能通过,盲端处呈“截断征”;肛门闭锁患儿盲端为直肠,胎便不能排出或经瘘口排出。

第三节　炎症性疾病

一、阿米巴结肠炎

病例　男,56 岁,主诉:间断腹痛、腹泻 8 月余。查体:触及脐周包块并压痛,活动度良好。实验室检查:大便隐血试验阳性(+)。横断位 CT 平扫显示回盲部管壁增厚(图 5-6A);横断位动脉期 CT显示回盲部管壁增厚,黏膜明显强化(图 5-6B);冠状位静脉期 CT 显示回肠部管壁增厚,管壁呈分层状强化(图 5-6C)。肠镜可见回盲部溃疡,覆白苔,黏膜粗糙(图 5-6D)。

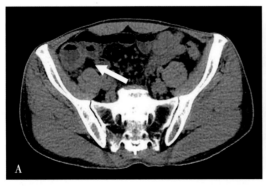
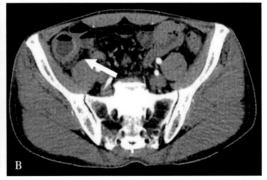

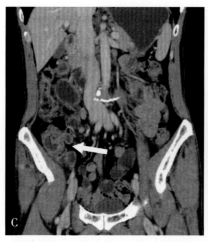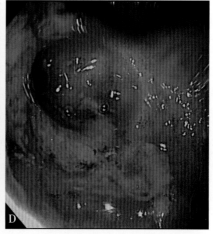

A. 横断位 CT 平扫图像；B. 横断位动脉期 CT 图像；C. 冠状位静脉期 CT 图像；D. 肠镜图像

图 5-6　阿米巴结肠炎 CT 及肠镜表现

诊断思路

56 岁男性，以"间断腹痛、腹泻 8 月余"为主诉入院，查体触及脐周包块并压痛，活动度良好。实验室检查示大便隐血试验阳性。CT 显示回盲部管壁增厚，动脉期黏膜明显强化。肠镜见回盲部溃疡，覆白苔，黏膜粗糙。结合患者大便呈暗红色果酱样的临床表现及典型影像特征，拟诊断为阿米巴结肠炎。

临床要点

阿米巴结肠炎又称阿米巴痢疾，是由溶组织内阿米巴寄生于肠道引起的感染性疾病，病变的主要部位为盲肠，其次为回肠末端、横结肠、降结肠等部位。全球范围内均可发病，好发于发展中国家，发病情况主要受当地的卫生水平、生活条件及经济水平影响。

临床症状主要表现为急性感染症状，包括腹痛、一日数十次的腹泻、排果酱样便及黏液血便伴恶臭。大便检查发现阿米巴滋养体或包囊可诊断本病。

【影像学表现】

1. X 线造影表现　①急性期一般不需 X 线检查。部分患者因盲肠、升结肠炎性刺激而见肠管痉挛，钡剂不易充盈；当多发性溃疡形成，可见肠管边缘突出腔外的龛影，呈"锯齿状"轮廓，黏膜皱襞呈不规则紊乱。②慢性期示肠腔变狭、缩短，结肠袋缩小甚至消失，病变分布呈跳跃式分节状，但病变肠段与正常肠段呈渐进性，分界不明显。阿米巴肉芽肿形成时，肠腔内有较大的偏心性充盈缺损和肠管狭窄，局部黏膜皱襞破坏，与肿瘤类似，但累及肠管范围较长，病变部位与正常肠管常为逐渐移行。X 线造影是本病的主要诊断方法。

2. CT 表现　结肠肠壁增厚，黏膜层强化明显，急性期可见肠壁分层状强化，增厚黏膜强化欠均匀,肠周可见渗出影。慢性期肠壁增厚较均匀,强化呈线状或条状,肠周渗出少或无渗出,肠腔略变窄。CT无特异性表现,须与其他炎症性肠病鉴别。

【鉴别诊断】

1.溃疡性结肠炎 溃疡性结肠炎与阿米巴结肠炎X线表现相似,好发部位有别,阿米巴肠炎好发于盲肠、升结肠,而溃疡性结肠炎好发于直肠和乙状结肠。

2.肠结核 回盲区肠结核与阿米巴结肠炎有时难以鉴别,但前者常显示回盲瓣及其近、远两端肠管的同时侵犯,常需临床检验协诊;而后者多表现为结肠病变,很少累及回肠末端。

3.克罗恩病 病变多见于末端回肠和邻近结肠,呈跳跃性分布,可伴有肠外表现,病变活检无阿米巴滋养体;阿米巴结肠炎溃疡特点与之不同,临床表现以腹部症状为主,可与之鉴别。

二、放射性结肠炎

病例 女,50岁,主诉:宫颈鳞癌放化疗后3月余。实验室检查:血红蛋白91.0 g/L(↓)。横断位CT平扫显示乙状结肠及直肠管壁增厚,肠间隙密度增高,周围见渗出影(图5-7A);横断位动脉期CT显示肠壁轻度强化(图5-7B);横断位静脉期CT显示肠壁持续强化(图5-7C);冠状位、矢状位静脉期CT清晰显示病变范围(图5-7D、E)。结肠X线造影显示乙状结肠管壁毛糙,管腔狭窄,近端可见团片状对比剂聚集(图5-7F)。肠镜可见乙状结肠黏膜充血水肿,有散在毛细血管扩张,距门齿19 cm可见一窦道,内见巨大溃疡(图5-7G)。病理显示乙状结肠黏膜慢性炎(图5-7H)。

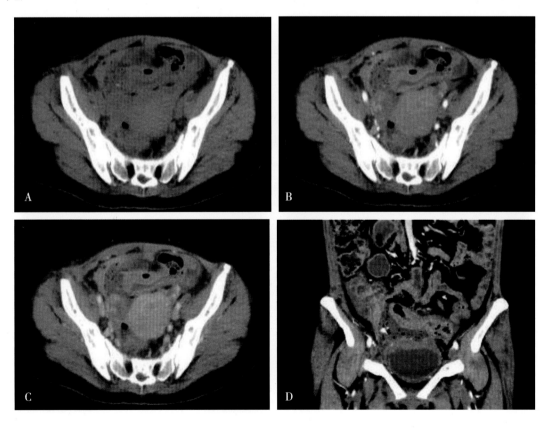

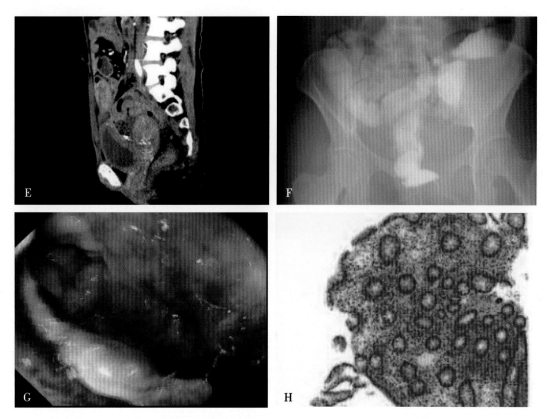

A. 横断位 CT 平扫图像；B. 横断位动脉期 CT 图像；C. 横断位静脉期 CT 图像；D. 冠状位静脉期 CT 图像；E. 矢状位静脉期 CT 图像；F. 结肠 X 线造影图像；G. 肠镜图像；H. 病理图像

图5-7　放射性结肠炎 CT、X 线、肠镜及病理表现

诊断思路

50 岁女性，以"宫颈鳞癌放化疗后 3 月余"为主诉入院，实验室检查显示贫血。CT 显示乙状结肠及直肠管壁增厚，肠间隙密度增高，周围见渗出影，肠管多发扩张积液；结肠 X 线造影显示乙状结肠管壁毛糙，管腔狭窄，近端可见团片状对比剂聚集；肠镜显示乙状结肠黏膜充血水肿，有散在毛细血管扩张，距门齿 19 cm 可见一窦道，内见巨大溃疡；病理示乙状结肠活检组织黏膜慢性炎。结合患者的临床表现及典型影像特征，可诊断为放射性结肠炎。

临床要点

放射性结肠炎是由于接受放疗而引起的结肠壁炎症性疾病，常见于腹部和盆腔的放射治疗，多在治疗后数周至数月发病。放射性结肠炎的病理改变为放射线引起的慢性进行性动脉内膜炎及淋巴管炎。早期主要为黏膜充血、水肿、糜烂，之后出现肠壁小动脉栓塞，黏膜坏死脱落，形成溃疡。随即肠黏膜表面为纤维渗出物覆盖，纤维组织增生，肠壁增厚，肠腔狭窄，浆膜受侵，血管扩张。

放射性结肠炎临床表现主要为腹痛、腹泻、黏液便、血便，肠镜下可见不同程度的黏膜充血、水肿，伴糜烂甚至溃疡，化验提示大多数患者合并感染。此病临床特征无特异性，故诊断时应详细询问病史。

【影像学表现】

1. X线造影表现　无特异性。早期可见病变肠曲固定,黏膜粗乱不整,局部结肠有痉挛现象,长数厘米到十余厘米,边缘比较光滑。溃疡表现为多数刺状突起。受累段的结肠有不同程度的外形不规则即狭窄。伴有肠梗阻时,则其上方肠管有扩张积气表现,狭窄肠段与正常肠段之间缺乏清楚的分界,而是逐渐移行的,狭窄肠壁具有一定的柔软性,无明显的僵硬浸润。

2. CT表现　病变肠管与照射野分布一致。肠壁增厚,可有"双晕征"。晚期出现肠腔狭窄、肠管变形。受累病变肠段的肠系膜密度增加。CT是本病的主要放射学诊断方法,结合腹部大剂量放射性照射史,可确诊。

【鉴别诊断】

1. 结肠癌　结肠癌病变较短,有相对明显的环形狭窄,病变处肠壁僵硬。

2. 其他慢性肠炎　放射性结肠炎病变分布范围与照射野有关,时间上与放射密切相连,与其他慢性肠炎容易区分。

三、过敏性结肠炎

病例　女,15岁,主诉:腹痛伴发热14 d。患者体温最高38.3℃,伴恶心、呕吐、四肢无力、食欲欠佳,体重下降2 kg。查体:双足可见散在紫癜,压之褪色,腹软,脐周轻压痛。实验室检查:血红蛋白88 g/L(↓);C反应蛋白58.11 mg/L(↑),大便隐血试验阳性(+)。横断位CT平扫显示腹腔多处肠管壁水肿增厚(图5-8A);横断位动脉期CT显示肠管壁强化程度减低(图5-8B);冠状位静脉期CT清晰显示腹腔受累肠管(图5-8C);矢状位静脉期CT显示肠管壁可见分层强化(图5-8D)。肠镜可见肠管多发糜烂,黏膜下片状出血斑(图5-8E)。病理显示结肠黏膜慢性炎(图5-8F)。

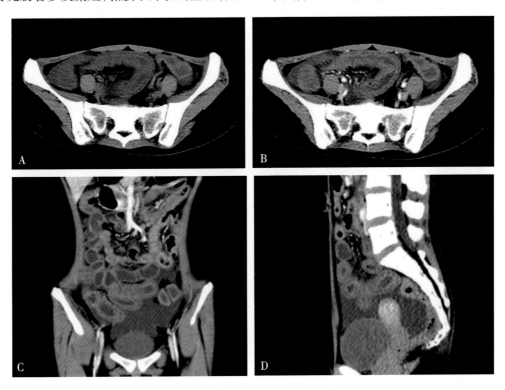

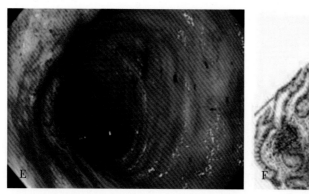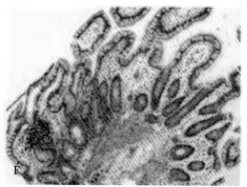

A. 横断位 CT 平扫图像;B. 横断位动脉期 CT 图像;C. 冠状位静脉期 CT 图像;D. 矢状位静脉期 CT 图像;E. 肠镜图像;F. 病理图像

图 5-8　过敏性结肠炎 CT、肠镜及病理表现

诊断思路

15 岁女孩,以"腹痛伴发热 14 d"为主诉入院。查体双足可见散在紫癜,压之褪色,并有脐周轻压痛。实验室检查血红蛋白降低,C 反应蛋白升高,大便隐血试验阳性。CT 显示结肠多处肠管壁水肿增厚,并分层强化;肠镜显示回肠末端多发糜烂、出血点,全结直肠多发片状黏膜下出血斑;病理显示结肠活检组织黏膜慢性炎。结合患者的临床表现及典型影像特征,拟诊断为过敏性紫癜性结肠炎。

临床要点

过敏性结肠炎是一种由摄入外源性蛋白引起免疫介导反应,导致以结肠炎性改变为特征的疾病,是结肠的一种功能性异常,并非炎症引起的疾患。轻者表现为便血、腹泻、腹痛、腹胀、呕吐等消化道症状,严重者可发生营养不良、低蛋白血症、贫血等,甚至与炎症性肠病等多种消化道疾病有关。

【影像学表现】

1. X 线造影表现　无特异性表现。口服对比剂时可见钡剂通过迅速的现象,0.5~6.0 h 对比剂首端可能已抵达盲肠,甚至左侧结肠或直肠。小肠可表现为张力升高甚至痉挛,结果出现肠腔变细现象。当肠腔内有大量黏液时,由于小量钡剂附着于长条状黏稠的黏液上,钡剂呈现"线样征"。X 线造影所见的异常表现是功能性而非器质性的,诊断时一定要排除其他各类结肠炎性疾病。

2. CT 表现　无特异性表现。肠壁增厚,相应管腔稍狭窄,周围可见絮状渗出影。

【鉴别诊断】

1. 溃疡性结肠炎　肠壁为连续性、均匀对称的轻度增厚,肠黏膜明显强化,可见浅溃疡和小息肉形成,肠系膜血管可呈"梳状"排列,或呈"蚯蚓足样"迂曲分布,肠系膜淋巴结增大。结合病史及临床表现,可资鉴别。

2.结肠癌　分布范围较窄、较局限,病变区与正常结肠交界处改变突然,没有较长的移行段。

第四节　结肠肿瘤

一、淋巴瘤

病例1　男,38岁,主诉:腹痛、腹胀、食欲缺乏、乏力1月余。患者近1个月体重下降8.5 kg。实验室检查:CA125 44.3 U/mL(↑),C反应蛋白33.62 mg/L(↑),红细胞沉降率20 mm/h(↑)。横断位CT平扫显示横结肠壁厚毛糙,周围可见片絮状渗出,管壁柔软,管腔稍扩张(图5-9A);横断位动脉期CT显示病灶轻度强化(图5-9B);横断位静脉期CT显示病灶持续性强化,周围见多发肿大淋巴结(图5-9C);冠状位静脉期CT清晰显示病灶范围及管腔形态(图5-9D)。肠镜可见横结肠溃疡新生物(图5-9E)。病理显示横结肠结外NK/T细胞淋巴瘤(图5-9F)。

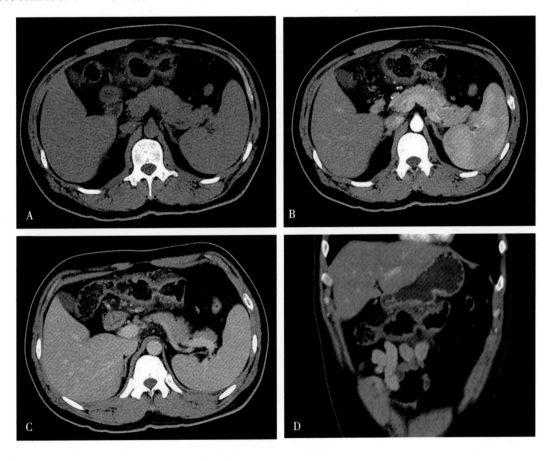

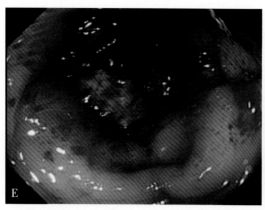
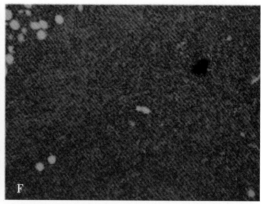

A.横断位 CT 平扫图像;B.横断位动脉期 CT 图像;C.横断位静脉期 CT 图像;D.冠状位静脉期 CT 图像;E.肠镜图像;F.病理图像

图 5-9 淋巴瘤 CT、肠镜及病理表现(病例 1)

诊断思路

38 岁男性,以"腹痛、腹胀、食欲缺乏、乏力 1 月余"为主诉入院,近 1 个月体重下降,CA125 升高,并伴有炎性反应。CT 显示横结肠管壁增厚毛糙,增强轻度强化,管腔未见明显狭窄。周围脂肪间隙模糊,可见片状渗出影;肠镜可见横结肠溃疡新生物,厚覆坏死物,相应管腔狭窄。结合患者的临床表现及典型影像特征,拟诊断为结肠淋巴瘤或结肠癌,最终病理证实为淋巴瘤。

病例 2 男,88 岁,主诉:间断性腹胀伴体重下降 2 个月。实验室检查:血红蛋白 106 g/L(↓),CA125 >1 000 U/mL(↑),CA19-9 35.405 U/mL(↑);大便隐血试验阳性(+)。横断位 CT 平扫显示乙状结肠壁不规则增厚,管腔狭窄,局部见不规则肿块形成(图 5-10A);横断位动脉期 CT 显示病灶中度强化,肿块内部见多个小血管影(图 5-10B);横断位静脉期 CT 显示病灶持续性强化(图 5-10C);冠状位静脉期 CT 清晰显示病灶范围,并见腹腔大量液体密度影(图 5-10D)。肠镜可见乙状结肠环周僵硬、水肿,呈粗颗粒状改变(图 5-10E)。病理显示乙状结肠黏膜相关淋巴组织结外边缘区淋巴瘤(图 5-10F)。

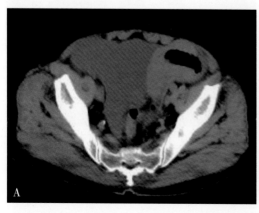
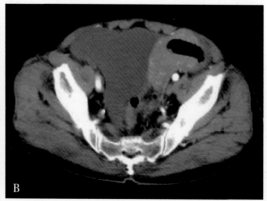

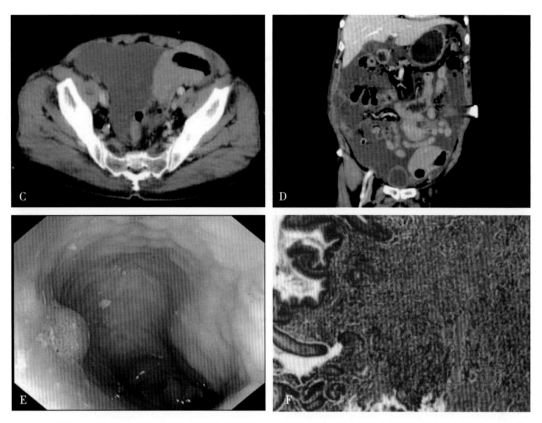

A. 横断位 CT 平扫图像；B. 横断位动脉期 CT 图像；C. 横断位静脉期 CT 图像；D. 冠状位静脉期 CT 图像；E. 肠镜图像；F. 病理图像

图 5-10 淋巴瘤 CT、肠镜及病理表现（病例 2）

诊断思路

88 岁男性，以"间断性腹胀伴体重下降 2 个月"为主诉入院。实验室检查显示患者贫血，大便隐血试验阳性，CA125 显著升高，CA19-9 水平也有所升高。CT 显示乙状结肠管壁不规则增厚，增强呈轻中度强化，腹盆腔可见积液影；肠镜见乙状结肠环周僵硬、水肿，呈粗颗粒状改变。结合患者的临床表现及影像特征，拟诊断为结肠淋巴瘤或结肠癌，最终病理证实为肠黏膜相关淋巴组织结外边缘区淋巴瘤。

病例 3 男，51 岁，主诉：大便不成形 3 个月，加重伴便血 1 月余。实验室检查：血红蛋白 120 g/L（↓），C 反应蛋白 42.9 mg/L（↑）。横断位 CT 平扫显示结肠左曲肠壁不均匀增厚，管腔狭窄，周围脂肪间隙模糊（图 5-11A）；横断位动脉期 CT 显示病灶中度强化（图 5-11B）；横断位静脉期 CT 显示病灶持续性强化（图 5-11C）。肠镜可见乙状结肠管状狭窄性病变，表面糜烂、坏死，边界不清（图 5-11D）。大体标本显示灰白、质中肿物，界不清（图 5-11E）。病理显示结肠结外 NK/T 细胞淋巴瘤（图 5-11F）。

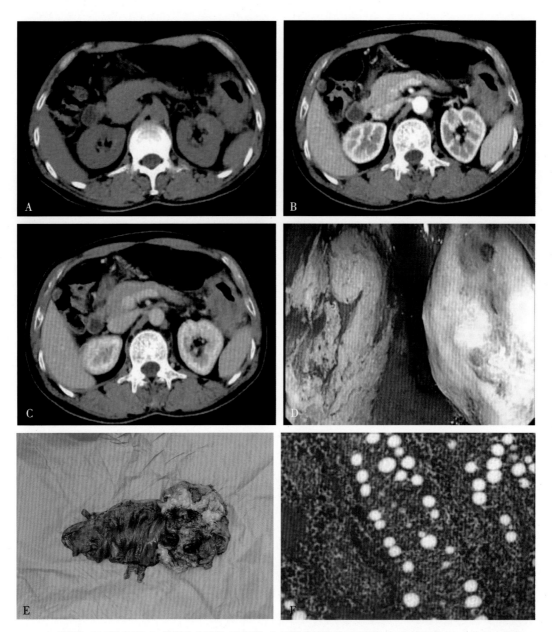

A.横断位 CT 平扫图像;B.横断位动脉期 CT 图像;C.横断位静脉期 CT 图像;D.肠镜图像;E.大体标本图像;
F.病理图像

图5-11　淋巴瘤 CT、肠镜、大体标本及病理表现

诊断思路 ▮▮▮

　　51 岁男性,以"大便不成形 3 个月,加重伴便血 1 月余"为主诉入院。实验室检查提示贫血,并
有炎症反应。CT 显示结肠左曲管壁增厚,增强中度强化,周围脂肪间隙模糊;肠镜见结肠管状狭窄
性病变,表面糜烂、坏死,边界不清。结合患者的临床表现及典型影像特征,拟诊断为结肠淋巴瘤。

　　病例4　男,18 岁,主诉:间断腹痛 7 月余。查体:右下腹触及包块,有压痛。实验室检查:大便隐血试验阳性(+)。横断位CT平扫显示右半结肠壁增厚水肿,可见"同心圆征"(图5-12A);横断位动脉期CT显示肠黏膜明显分层样强化(图5-12B);横断位静脉期CT显示强化程度减低(图5-12C);横断位动脉期CT显示套叠肠管上方可见软组织肿块影,明显不均匀强化(图5-12D);冠状位静脉期CT显示套叠肠管呈"双肠管征"(图5-12E);矢状位静脉期CT清晰显示肿块与套叠肠管位置关系(图5-12F)。

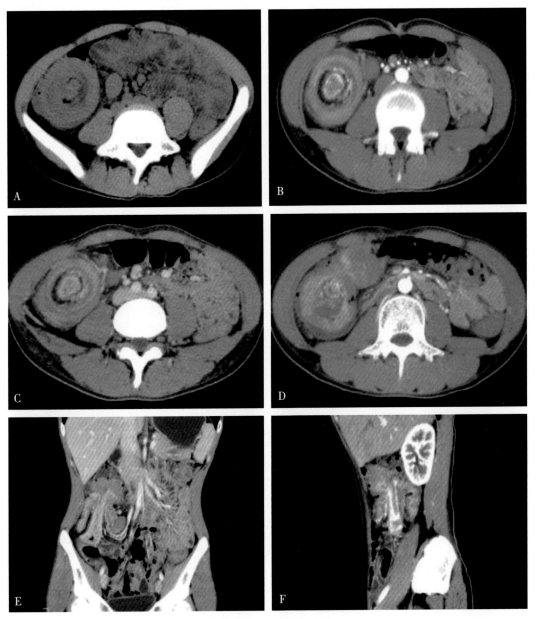

A.横断位CT平扫图像;B.横断位动脉期CT图像;C.横断位静脉期CT图像;D.横断位动脉期CT图像;E.冠状位静脉期CT图像;F.矢状位静脉期CT图像

图5-12　淋巴瘤伴肠套叠CT表现

诊断思路

　　18 岁男孩,以"间断腹痛 7 月余"为主诉入院,右下腹触及包块伴压痛,大便隐血试验阳性。CT显示右半结肠区可见一软组织肿块影,下方可见延续的两层肠管管壁,肠系膜血管伸入套叠肠管内,形成套叠,套叠部内层肠管管壁增厚,肿块增强后明显不均匀强化。结合患者的临床表现及典型影像特征,拟诊断为结肠淋巴瘤伴肠套叠。

　　病例5　女,57 岁,主诉:右下腹痛伴腹胀 8 月余。实验室检查:单核细胞百分数 14.7%(↑),T细胞淋巴细胞百分数89.82%(↑)。大肠 X 线气钡双重造影显示盲肠内侧不规则充盈缺损,回盲瓣结构显示不全(图 5-13A ~ D)。横断位 CT 平扫,回盲部管壁局部呈结节样增厚(图 5-13E);横断位动脉期和静脉期 CT 显示病灶呈轻度不均匀强化,肠管周围见少许絮状渗出(图 5-13F、G);冠状位和矢状位静脉期 CT 多角度显示病灶大小、形态(图 5-13H、I)。横断位和冠状位 PET-CT 显示回盲部肠壁增厚、代谢活跃(图 5-13J、K)。肠镜可见回盲末端至回盲部四壁黏膜结节样隆起,表面糜烂,质脆易出血(图 5-13L、M)。病理示弥漫大 B 细胞淋巴瘤(图 5-13N)。

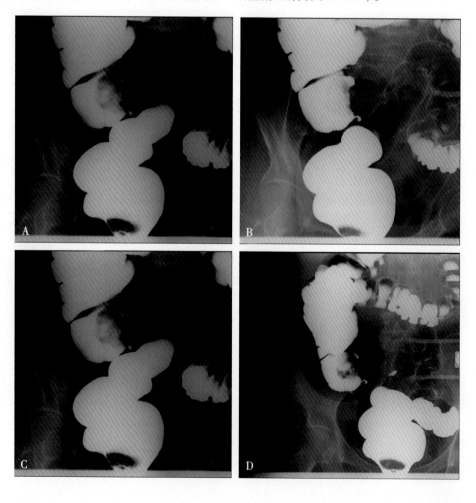

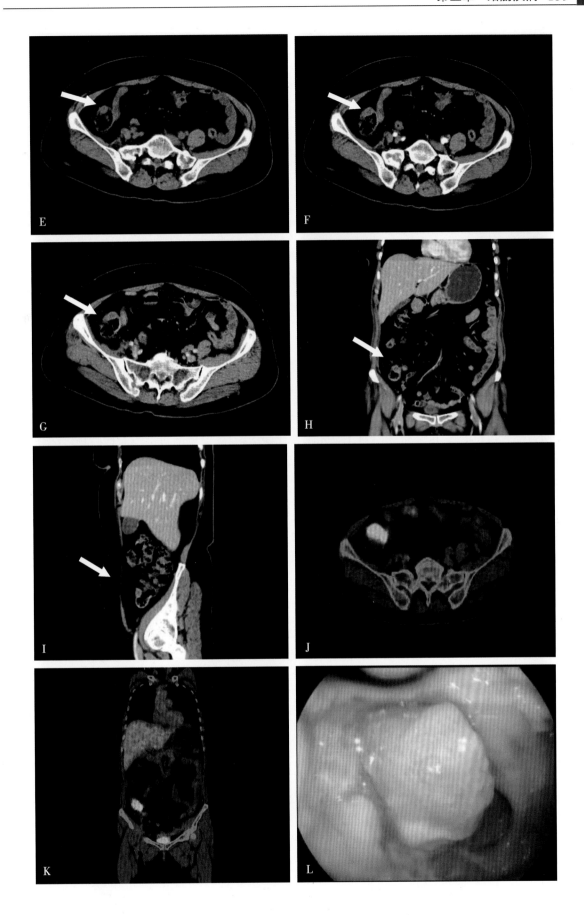

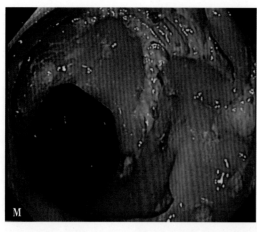

A ~ D. X 线气钡双重造影图像；E. 横断位 CT 平扫图像；F. 横断位动脉期 CT 图像；G. 横断位静脉期 CT 图像；H. 冠状位静脉期 CT 图像；I. 矢状位静脉期 CT 图像；J. 横断位 PET-CT 图像；K. 冠状位 PET-CT 图像；L、M. 肠镜图像；N. 病理图像

图 5-13　淋巴瘤 X 线、CT、PET-CT、肠镜及病理表现

诊断思路

57 岁女性，以"右下腹痛伴腹胀 8 月余"为主诉入院，查体未见明显异常。实验室检查显示单核细胞百分数和 T 细胞淋巴细胞百分数升高。大肠 X 线气钡双重造影显示回盲部充盈缺损；增强 CT 可见回盲部软组织影，轻度强化；PET-CT 显示病变代谢活跃；肠镜见回盲部隆起性肿物。结合患者的临床表现及典型影像特征，拟诊断为回盲部淋巴瘤。

病例 6　男，46 岁，主诉：间断腹痛、腹胀，伴大便不成形 2 月余。查体：右下腹触及质硬包块，轻压痛。实验室检查：C 反应蛋白 37 mg/L（↑），白细胞计数 $11.72×10^9$/L（↑），血红蛋白 97 g/L（↓），降钙素原 0.359 ng/mL（↑）。大肠 X 线气钡双重造影可见盲肠、升结肠下段不规则充盈缺损（图 5-14A ~ D）。横断位 CT 平扫和横断位动脉期 CT 显示回盲部及升结肠管壁增厚，管壁仍有活动度，并见团块状软组织密度影，密度不均匀，轻度强化，周围见条絮状渗出（图 5-14E、F）；冠状位静脉期 CT 清晰显示病变累及范围，肠管周围见肿大淋巴结影（图 5-14G）。肠镜可见升结肠巨大隆起，堵塞肠腔（图 5-14H）。大体标本示溃疡型肿物，切面灰白、质硬（图 5-14I）。病理示弥漫大 B 细胞淋巴瘤（图 5-14J）。

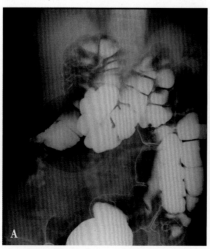
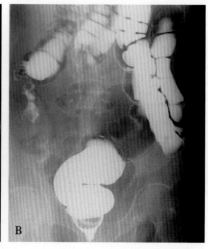

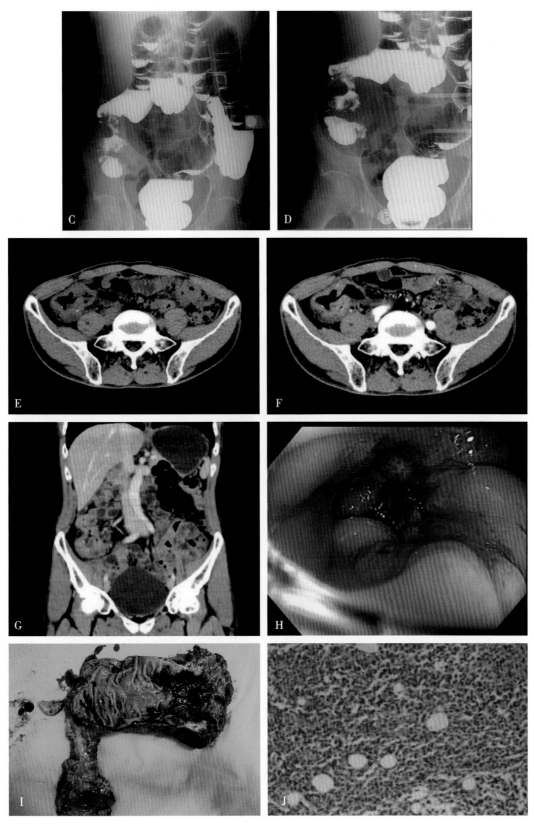

A～D. X 线气钡双重造影图像;E. 横断位 CT 平扫图像;F. 横断位动脉期 CT 图像;G. 冠状位静脉期 CT 图像;
H. 肠镜图像;I. 大体标本图像;H. 病理图像

图 5-14 淋巴瘤 X 线、CT、肠镜、大体标本及病理表现

诊断思路

46 岁男性,以"间断腹痛、腹胀,伴大便不成形 2 月余"为主诉入院,右下腹触及质硬包块,轻压痛。实验室检查显示 C 反应蛋白、白细胞计数和降钙素原升高,血红蛋白降低提示贫血。大肠 X 线气钡双重造影显示盲肠、升结肠充盈缺损;CT 显示回盲部及升结肠占位,并周围渗出,并见周围肿大淋巴结;肠镜显示巨大隆起肿物。结合患者的临床表现及典型影像特征,拟诊断为升结肠淋巴瘤。

病例 7　女,57 岁,主诉:腹痛 2 周。患者腹痛呈阵发性,以下腹部为著,夜间较重。实验室检查:白细胞计数 $11.4 \times 10^9/L$(↑),中性粒细胞绝对值 $10.36 \times 10^9/L$(↑)。大肠 X 线气钡双重造影,回盲部见充盈缺损,边缘光整(图 5-15A ~ C)。横断位 CT 平扫、横断位动脉期和静脉期 CT,右半结肠管壁增厚,见团块状软组织密度影,密度不均匀,增强扫描呈环状强化,周围见条絮状渗出(图 5-15D ~ F);冠状位和矢状位静脉期 CT 清晰显示病变累及范围,肠管周围见肿大淋巴结影(图 5-15G、H)。大体标本示隆起型肿物,切面灰白、质软到中(图 5-15I)。病理示弥漫大 B 细胞淋巴瘤(图 5-15J)。

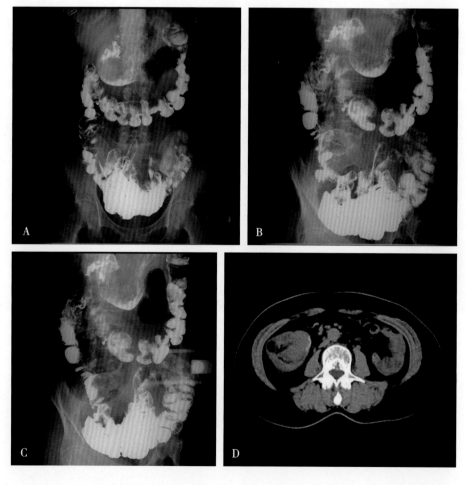

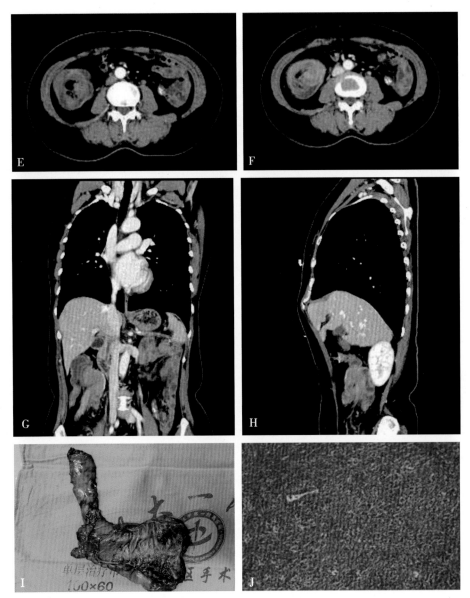

A～C. X线气钡双重造影图像；D. 横断位CT平扫图像；E. 横断位动脉期CT图像；F. 横断位静脉期CT图像；G. 冠状位静脉期CT图像；H. 矢状位静脉期CT图像；I. 大体标本图像；J. 病理图像

图5-15　淋巴瘤X线、CT、大体标本及病理表现

诊断思路

　　57岁女性,以"腹痛2周"为主诉入院,查体未见异常改变。实验室检查显示白细胞计数和中性粒细胞绝对值升高。大肠X线气钡双重造影显示回盲部充盈缺损;CT显示右半结肠区团块状软组织影,环状强化,周围淋巴结肿大。结合患者的临床表现及典型影像特征,拟诊断为右半结肠淋巴瘤。

⟪ **临床要点** ⟫

结肠淋巴瘤占结肠恶性肿瘤的0.5%～2.0%,占肠道淋巴瘤的13%。结肠淋巴瘤好发于老年患者,2/3以上为非霍奇金淋巴瘤(NHL),霍奇金淋巴瘤极为罕见。一般起源于B细胞,且以大细胞型为主,亦可起源于T细胞。

结肠淋巴瘤起自结肠黏膜固有层和黏膜下层的淋巴组织,常在黏膜固有层和黏膜下层沿着器官长轴生长,再向腔内、腔外侵犯,病变早期范围即可广泛或多发。大体病理主要分4型:①浸润型,管壁黏膜下浸润,黏膜皱襞隆起、褶曲,可呈局限性或弥漫性;②肿块型,局部肿块形成,表面多无破坏,肿块较大时覆盖其上的黏膜常有水肿、糜烂和出血,或表浅溃疡形成;③溃疡型,增厚的结肠壁可见大小不等的溃疡;④混合型,上述几种征象可以同时出现。

本病主要临床表现为腹痛、腹部包块、便血、腹泻、发热等非特异性症状,不易引起梗阻,但可以引起肠套叠。病灶主体在结肠,可伴有局部淋巴结受累,但外周淋巴结及纵隔淋巴结无病变,肝、脾等脏器无肿瘤,白细胞计数正常。

【影像学表现】

1.X线造影表现 局部的软组织肿块、黏膜皱襞的增粗、黏膜下的充盈缺损及肠壁的不规则等。浸润型病变主要表现为多发节段性肠腔狭窄,管壁僵硬。肿块型主要表现为黏膜下的扁平状或结节状充盈缺损。

2.CT表现 浸润型病变范围较广泛,表现为肠壁弥漫性、节段性不对称增厚,伴有管腔的不同程度的狭窄。浸润型病变肠壁较柔软,有一定的扩张性,在不同时期CT扫描,肠腔形态可以有所变化,即使肠壁弥漫增厚,梗阻也很少见。肿块型表现为肠壁增厚,局部见软组织肿块形成,肿块内见不规则低密度坏死区。混合型表现为浸润增厚的肠壁局部见单发或多发肿块。肠道外轮廓大多光整,周围脂肪间隙大多清楚,侵犯不明显。病灶增强扫描轻中度强化。腹膜后、肠系膜血管周围淋巴结肿大多见,可包绕肠系膜血管及周围脂肪,增强扫描多为轻度强化。

【鉴别诊断】

1.结肠癌 结肠癌肿块形态多不规则,为肠腔内偏心性分叶肿块,肠壁较僵硬,肠腔狭窄明显,黏膜破坏中断,突破浆膜层的结肠癌可边缘较模糊,向周围浸润生长;结肠癌可伴有病变周围淋巴结增大,长径多大于2cm;增强扫描病灶以不均匀强化为主。有时单纯根据影像表现无法鉴别结肠淋巴瘤与结肠癌,需结合肠镜活检及免疫组化确诊。

2.间质瘤 孤立的肿块型淋巴瘤需要与结肠间质瘤加以鉴别。结肠的间质瘤良性者往往直径小于5cm;较大的间质瘤容易发生液化坏死,淋巴瘤多密度均匀,较少发生液化坏死。间质瘤的强化程度多强于淋巴瘤,淋巴瘤的强化较均匀。

3.结肠炎 常表现为一段结肠的均匀轻度增厚,边缘可有渗出,增强后全肠壁均匀强化,有水肿者可见分层强化。

二、神经内分泌肿瘤

病例1 男,40岁,主诉:下腹隐痛,间断大便带血1月余。查体:右腹包块,按压时疼痛加重,体重下降。实验室检查:血红蛋白117 g/L(↓),CEA 46 ng/mL(↑)。横断位CT平扫显示横结肠局部管壁增厚、僵硬,呈团块状软组织影,相应管腔狭窄(图5-16A);横断位动脉期CT显示病灶明显不均匀强化,内见片状坏死区,并见细小血管影(图5-16B);横断位静脉期CT显示病灶持续强化(图5-16C);冠状位静脉期CT显示横结肠呈团块状(图5-16D)。大体标本显示肿物灰白、质中,肉眼可见侵及肠壁全层(图5-16E)。病理显示神经内分泌癌(图5-16F)。

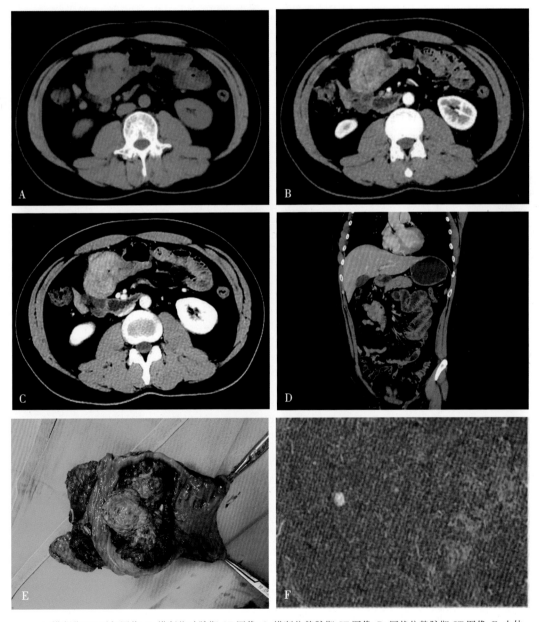

A.横断位CT平扫图像;B.横断位动脉期CT图像;C.横断位静脉期CT图像;D.冠状位静脉期CT图像;E.大体标本图像;F.病理图像

图5-16 神经内分泌癌CT、大体标本及病理表现(病例1)

诊断思路

　　40岁男性，以"下腹隐痛，间断大便带血1月余"为主诉入院，查体发现右腹包块，按压时疼痛加重，患者体重下降。实验室检查血红蛋白降低，CEA升高。CT显示横结肠管壁局限性、偏心性增厚，呈团块状软组织影，相应管腔狭窄，管壁增厚、僵硬，增强呈明显不均匀强化，且延迟强化。结合患者的临床表现及典型影像特征，拟诊断为结肠神经内分泌癌。

　　病例2　男，65岁，主诉：间断腹痛半月余，停止排便1周。查体：发热，体温为38.4℃，右腹压痛。实验室检查：降钙素原0.099 ng/mL（↑）；血红蛋白102 g/L（↓）。横断位CT平扫显示升结肠下段管壁不均匀增厚（图5-17A）；横断位动脉期CT显示肠壁明显强化，管腔周围见片絮影（图5-17B）；横断位静脉期CT显示肠壁强化程度稍减低，肠腔周围见肿大淋巴结（图5-17C）；冠状位动脉期CT显示肿物溃疡形成（图5-17D）。大体标本显示灰白肿物，溃疡型（图5-17E）。病理显示右半结肠神经内分泌癌，大细胞型（图5-17F）。

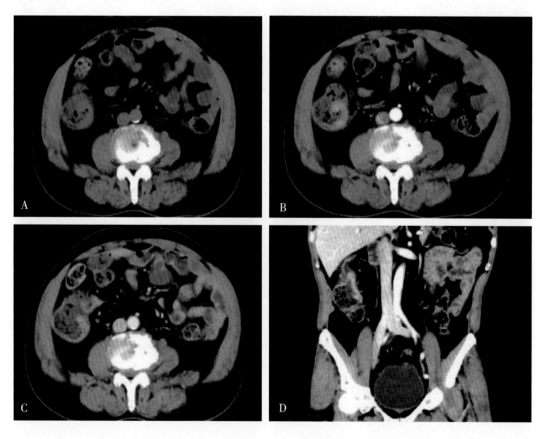

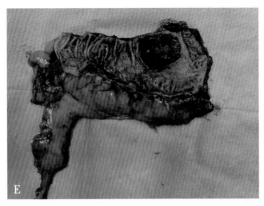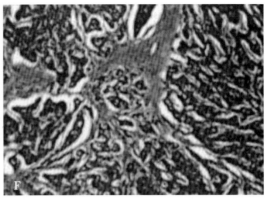

A. 横断位 CT 平扫图像；B. 横断位动脉期 CT 图像；C. 横断位静脉期 CT 图像；D. 冠状位动脉期 CT 图像；E. 大体标本图像；F. 病理图像

图 5-17　神经内分泌癌 CT、大体标本及病理表现（病例 2）

诊断思路

65 岁男性，以"间断腹痛半月余，停止排便 1 周"为主诉入院。患者发热，体温为 38.4℃，右腹压痛。降钙素原升高，并伴有贫血征象。CT 显示升结肠下端内侧管壁不均匀增厚，增强扫描明显强化，周围可见增大淋巴结。结合患者的临床表现及典型影像特征，拟诊断为神经内分泌癌或结肠癌，最终病理证实为神经内分泌癌，大细胞型。

临床要点

神经内分泌肿瘤（neuroendocrine neoplasms，NENs）是一类起源于胚胎的神经内分泌细胞，具有神经内分泌标记物和可以产生多肽激素的肿瘤，可发生于消化系统、肺、咽喉部、唾液腺和鼻腔等部位，最多见于消化系统。NENs 可发生于消化系统的任何脏器，以胰腺、直肠、阑尾最多见，发生于结肠的 NENs 非常罕见。

临床上分为功能性和非功能性两大类，大部分结肠 NENs 为非功能性。结肠 NENs 的常见症状为间断性肠梗阻、腹部隐痛、血便和体重减轻。肿瘤生长速度缓慢，患者病史长，多发生症状数月或数年才来就诊。

【影像学表现】

1. X 线造影表现　可明确肿瘤的部位，还可发现多发灶。①肿块型：呈多个结节融合。②息肉型：充盈缺损样改变。③浸润型：肠段浸润狭窄。④肠梗阻型：钡剂通过受阻。

2. CT 表现　肠壁增厚，多为肠壁偏心性增厚，肿块样及环壁增厚相对少见。肿瘤血供丰富，增强后中度或明显强化，呈渐进性强化模式，病灶内多见坏死，强化不均。病变肠壁浆膜面毛糙，邻近脂肪间隙模糊、密度增高，呈不同程度外侵。局部淋巴结转移率较高，淋巴结呈中度或明显强化。CT 可发现远处转移。CT 是诊断本病的首选影像学方法。

【鉴别诊断】

1. 结肠癌　肿块形态多不规则，为肠腔内偏心性分叶肿块，肠壁较僵硬，肠腔狭窄明显，黏膜破坏中断，增强扫描病灶以不均匀强化为主。两者难以鉴别，需要病理确诊。

2. 结肠炎性疾病　常表现为一段结肠的均匀轻度增厚，边缘可有渗出，增强后全肠壁均匀强化，有水肿者可见分层强化。结肠神经内分泌肿瘤肠壁多为局限性增厚，可进行鉴别；病变较小时，需要病理确诊。

三、脂肪瘤

病例 1　男，75 岁，主诉：腹痛并间断便血 2 月余。横断位 CT 平扫显示升结肠近端肠腔内见脂肪密度肿块影（CT 值约-98 Hu），边界清晰（图 5-18A）；横断位动脉期 CT 显示肿块未见强化，内见分隔强化（图 5-18B）；冠状位、矢状位静脉期 CT 清晰显示脂肪密度肿块的大小和 CT 显示边界（图 5-18C、D）。

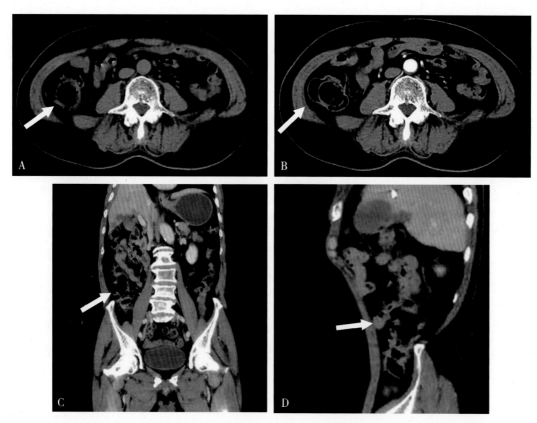

A.横断位 CT 平扫图像；B.横断位动脉期 CT 图像；C.冠状位静脉期 CT 图像；D.矢状位静脉期 CT 图像

图 5-18　脂肪瘤 CT 表现

诊断思路

75 岁男性，以"腹痛并间断便血 2 月余"为主诉入院，查体未见明显阳性体征。CT 显示升结肠近端管腔内一大小约 2.98 cm×3.72 cm 的类圆形脂肪密度肿块影，边界清，CT 值约-98 Hu，内呈分隔样,肿块不强化,肠管内外壁尚光滑。结合患者的临床表现及典型影像特征,拟诊断为升结肠脂肪瘤。

病例2 男,63岁,主诉:腹痛、大便习惯改变4个月。横断位CT平扫,降结肠见类圆形脂肪密度肿块影,CT值约-109 Hu,边界清晰,居于肠管腔内部(图5-19A);横断位动脉期、静脉期CT显示肿块未见强化(图5-19B、C);冠状位、矢状位静脉期CT清晰显示肿块的形态、大小和范围(图5-19D、E)。病理显示降结肠黏膜下脂肪瘤(图5-19F)。

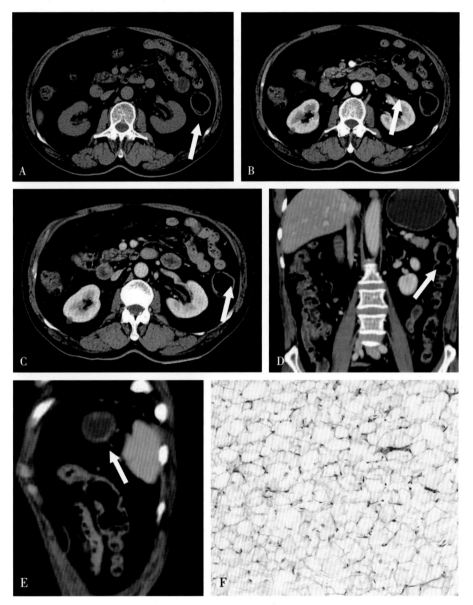

A.横断位CT平扫图像;B.横断位动脉期CT图像;C.横断位静脉期CT图像;D.冠状位静脉期CT图像;E.矢状位静脉期CT图像;F.病理图像

图5-19 脂肪瘤CT及病理表现

诊断思路

63 岁男性，以"腹痛、大便习惯改变 4 个月"为主诉入院，查体未见明显阳性体征。CT 显示降结肠近端管腔内一大小约 3.3 cm×2.1 cm 的类圆形肿块影，边界清，CT 值约 –109 Hu，密度均匀，肿块不强化，肠管内外壁尚光滑。结合患者的临床表现及典型影像特征，拟诊断为降结肠脂肪瘤。

临床要点

脂肪瘤是由成熟的脂肪细胞组成的良性肿瘤，多见于腹壁、胸壁、腰背部皮下。发生于胃肠道的脂肪瘤临床较少见，以右半结肠居多，中老年人多发，无明显性别差异。胃肠道脂肪瘤以黏膜下型最为常见。

临床主要表现为大便性状和排便习惯的改变，少数病例还会合并存在肠梗阻、肠套叠、肠穿孔与肠坏死。

【影像学表现】

1. X 线造影表现　充盈相均为肠腔内大小不等的卵圆形充盈缺损，边缘多数光滑锐利，少数为轻度分叶状，肠壁柔软；黏膜相病变处肠管仍扩张，因较大的肿瘤常致周围黏膜皱襞受挤压而变平，称为"挤压征"。常并发肠套叠。

2. CT 表现　突向腔内生长的脂肪密度肿块，边缘光整，密度均匀，CT 值为 –120 ~ –90 Hu，增强扫描肿块无强化，肠壁可见强化。CT 是诊断本病的首选检查方法。

【鉴别诊断】

脂肪肉瘤：表现为脂肪与软组织混杂密度的肿块，密度不均，增强扫描软组织成分强化，脂肪成分不强化。对于不同组织学类型的脂肪肉瘤，CT 表现会有所不同。分化型脂肪肉瘤表现为不规则增厚间隔的脂肪组织或以脂肪密度为主的不均匀肿块；黏液型脂肪肉瘤表现为囊性较低密度软组织影，并延迟强化；圆形细胞型和多形型脂肪肉瘤肿块密度不均，增强扫描见内部坏死灶不强化。

四、平滑肌瘤

病例　男，30 岁，主诉：右下腹反复疼痛 20 d。横断位 CT 平扫显示升结肠中部见软组织肿块影，边界清晰，呈分叶状，肿块突向腔内（图 5-20A）；横断位动脉期、静脉期 CT 显示肿块呈中度不均匀强化，内见片状坏死，相应管腔局部狭窄（图 5-20B、C）；冠状位、矢状位静脉期 CT 清晰显示肿块的大小、形状和边界（图 5-20D、E）。病理显示梭形细胞瘤，结合免疫组化符合平滑肌瘤（图 5-20F）。

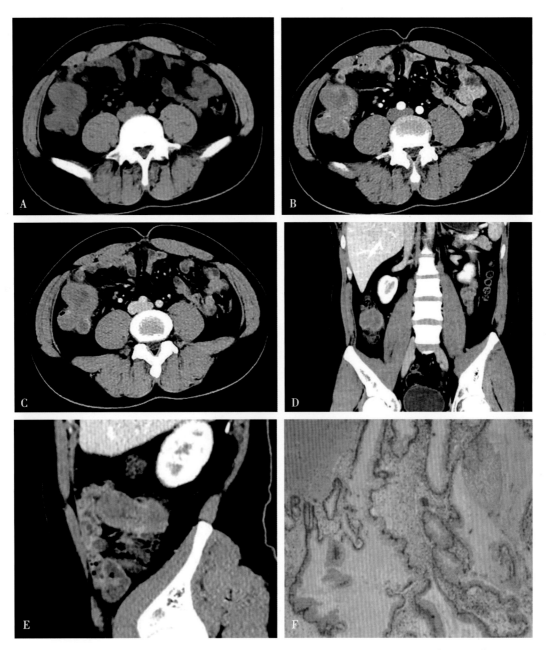

A. 横断位 CT 平扫图像；B. 横断位动脉期 CT 图像；C. 横断位静脉期 CT 图像；D. 冠状位静脉期 CT 图像；E. 矢状位静脉期 CT 图像；F. 病理图像

图 5-20 平滑肌瘤 CT 及病理表现

诊断思路

　　30 岁男性，以"右下腹反复疼痛 20 d"为主诉入院，查体未见明显阳性体征。CT 显示升结肠中部管腔内一大小约 5.02 cm×4.45 cm 的软组织肿块影，边缘呈分叶状，边界清，密度均匀，增强呈中度不均匀强化，肠管局限性狭窄。结合患者的临床表现及典型影像特征，拟诊断为升结肠肿块型结肠癌或其他间叶源性肿瘤，如平滑肌瘤等，最终依靠病理确诊。

结肠平滑肌瘤多发生于肠壁的肌层或黏膜肌层,发病率约占胃肠道平滑肌瘤的3%。肿瘤生长方式分为壁间型、黏膜下型、浆膜下型及腔内外型。本病病因尚不明,主要临床表现为腹痛、腹部肿块、排便习惯的改变及消化道出血等。

【影像学表现】

1. X线造影表现　壁间型常因肿瘤较小而征象不明显。黏膜下型呈肠腔内边缘整齐的圆形充盈缺损,黏膜皱襞向上提拉而变薄,充盈缺损中可出现典型的"脐样中心"的溃疡或深入充盈缺损的窦道。浆膜下型很小时未见明显征象,较大时出现肠外软组织肿块影。腔内外型可造成腔内充盈缺损和腔外压迫的双重征象。

2. CT表现　肿瘤呈圆形、类圆形或分叶状软组织肿块,边界光滑,密度均匀。当肿瘤较大时,肠道受到挤压和位移,肠腔变窄。增强扫描表现为轻中度均匀或不均匀强化。

【鉴别诊断】

结肠间质瘤:属于交界性肿瘤,生长模式主要为浆膜下生长型,肿块多位于患者的肠腔外。两者难以鉴别时,需结合病理确诊。

五、多原发结肠癌

病例1　女,74岁,主诉:上腹部胀满不适3个月。查体:腹膨隆,无压痛、反跳痛。实验室检查:血红蛋白110.0 g/L(↓)。大肠X线气钡双重造影示降结肠-乙状结肠肠腔狭窄,肠壁僵硬,横结肠见充盈缺损,肠壁僵硬,扩张受限(图5-21A～D)。冠状位静脉期CT显示横结肠及降结肠肠壁增厚,轻中度强化,相应肠腔狭窄(图5-21E、F箭头所示)。肠镜可见降结肠、乙状结肠管状狭窄性病变,表面充血、糜烂,肠腔狭窄无法进镜(图5-21G)。病理示腺癌(图5-21H)。

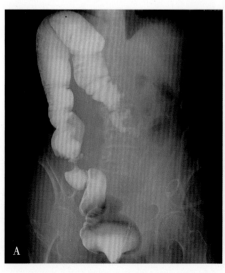
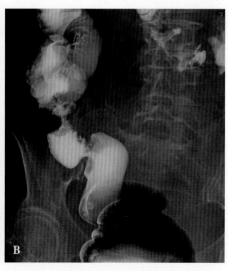

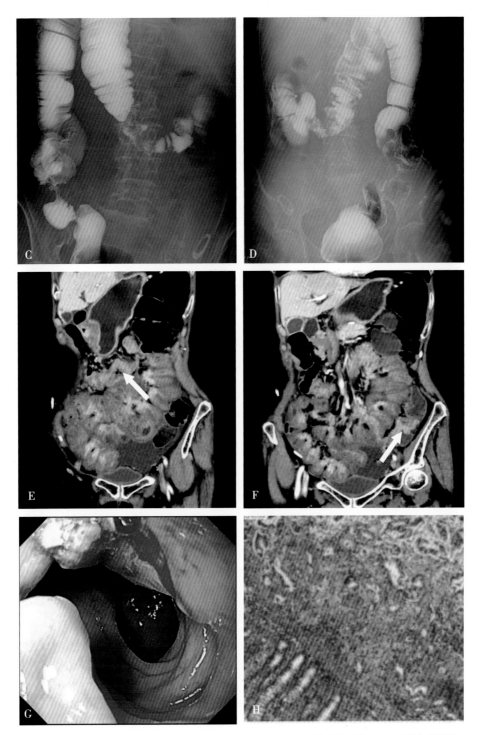

A、B. X 线气钡双重造影充盈相图像;C、D. X 线气钡双重造影黏膜相图像;E、F. 冠状位静脉期
CT 图像;G. 肠镜图像;H. 病理图像

图 5-21 多原发结肠癌 X 线造影、CT、肠镜及病理表现

诊断思路

74 岁女性,以"上腹部胀满不适 3 个月"为主诉入院,查体腹膨隆。实验室检查示轻度贫血。大
肠 X 线气钡双重造影示横结肠及降结肠充盈缺损,呈典型占位性病变征象;CT 示横结肠及降结肠

肠壁增厚,肠腔狭窄;肠镜示降结肠-乙状结肠溃疡性狭窄性病变,肠腔狭窄无法进镜。结合患者的典型影像表现,拟诊断为多原发结肠癌。

病例2　男,48岁,主诉:间断性上腹部疼痛2个月。查体:上腹部压痛,无反跳痛。实验室检查:血红蛋白107.0 g/L(↓),D-二聚体2.26 mg/L(↑),肿瘤异常糖链糖蛋白148.111 U/mL(↑)。大肠X线气钡双重造影示降结肠充盈缺损,肠腔狭窄,肠壁僵硬、扩张受限,升结肠回盲部充盈缺损,边缘僵硬、扩张受限(图5-22A～D)。横断位CT平扫显示升结肠肠壁不均匀增厚,周围见絮状渗出(图5-22E);横断位增强CT显示病灶明显强化(图5-22F、G);横断位CT平扫显示降结肠肠腔内类圆形软组织密度影,边缘光滑(图5-22H箭头所示);横断位增强CT显示病灶呈明显均匀强化(图5-22I、J);冠状位静脉期CT显示升结肠、降结肠病灶累及范围(图5-22K、L)。肠镜可见升结肠凹陷性病变,表面深大溃疡及结节样隆起,边界清,管腔狭窄(图5-22M),降结肠隆起性病变,表面光滑(图5-22N)。大体标本及病理示升结肠及降结肠腺癌(图5-22O、P)。

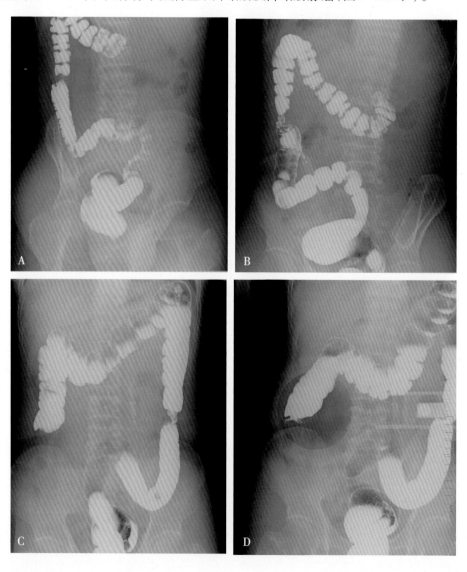

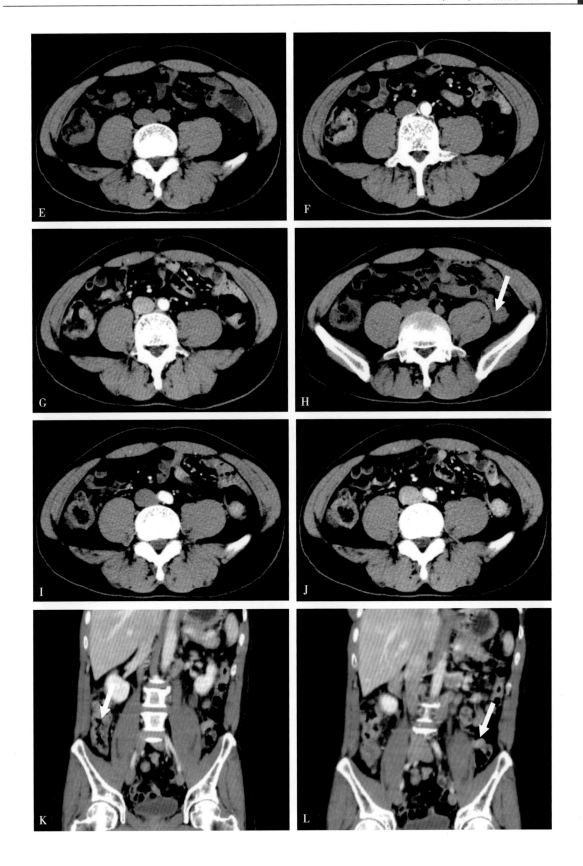

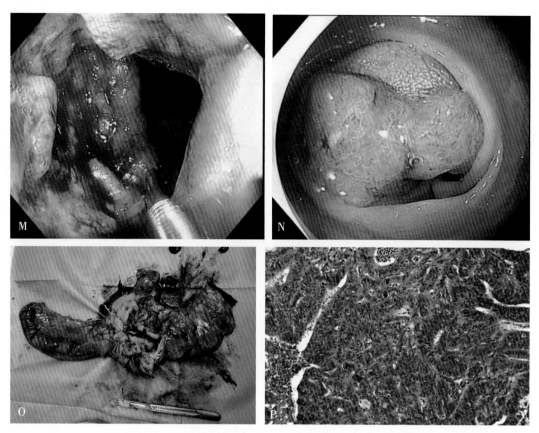

A～D.X 线气钡双重造影图像;E.横断位 CT 平扫图像;F、G.横断位增强 CT 图像;H.横断位 CT 平扫图像;I、J. 横断位增强 CT 图像;K、L.冠状位静脉期 CT 图像;M、N.肠镜图像;O.大体标本图像;P.病理图像

图 5-22　多原发结肠癌 X 线造影、CT、肠镜、大体标本及病理表现

诊断思路

　　48 岁男性,以"间断性上腹部疼痛 2 个月"为主诉入院,查体上腹部压痛。实验室检查示贫血,D-二聚体升高,肿瘤异常糖链糖蛋白升高。大肠 X 线造影示升结肠及降结肠充盈缺损;CT 示升结肠及降结肠肠壁增厚,明显强化;肠镜示升结肠及降结肠占位。结合患者的临床表现及典型影像特征,拟诊断为多原发结肠癌。

　　病例 3　男,51 岁,主诉:腹痛 1 年余,乏力半月余。查体:上腹部压痛。实验室检查:C 反应蛋白 54.33 mg/L(↑),血红蛋白 100.0 g/L(↓),癌胚抗原(CEA)28.84 ng/mL(↑)。大肠 X 线气钡双重造影示横结肠、乙状结肠充盈缺损,肠腔狭窄,肠壁僵硬、扩张受限(图 5-23A～D)。横断位 CT 平扫显示横结肠肠壁不均匀增厚,周围间隙模糊(图 5-23E);横断位增强 CT 显示病灶明显强化(图 5-23F、G);横断位 CT 平扫显示乙状结肠肠壁增厚(图 5-23H);横断位增强 CT 显示病灶呈明显均匀强化(图 5-23I、J);冠状位静脉期 CT 显示横结肠、乙状结肠病灶累及范围(图 5-23K、L)。大体标本及病理示横结肠及乙状结肠腺癌(图 5-23M、N)。

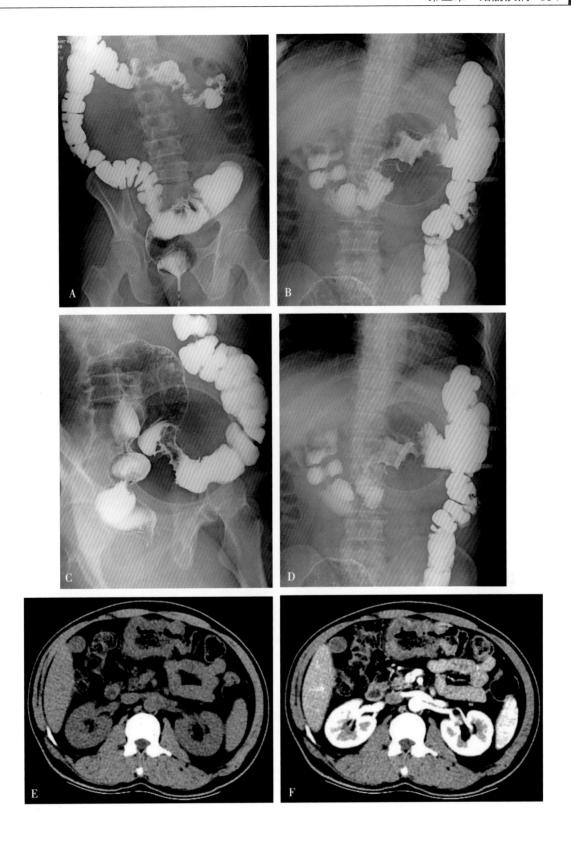

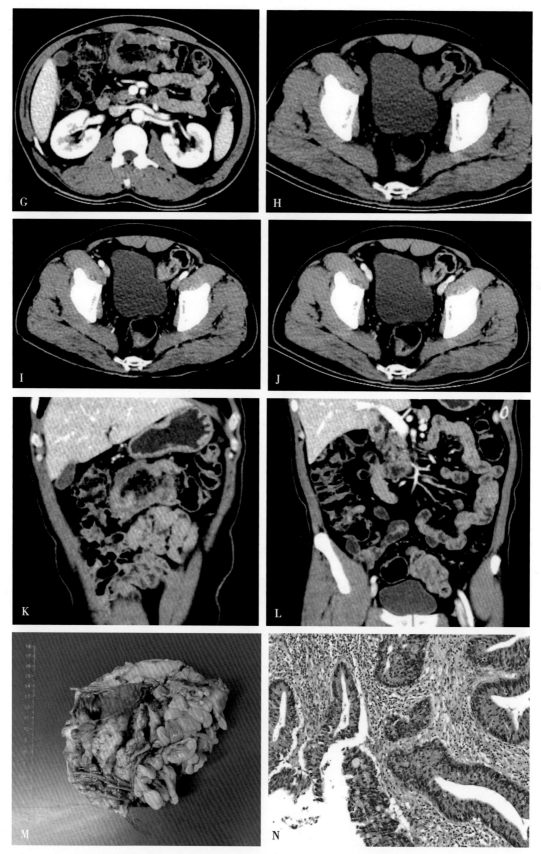

A～D.X线气钡双重造影图像；E.横断位 CT 平扫图像；F、G.横断位增强 CT 图像；H.横断位 CT 平扫图像；I、J.横断位增强 CT 图像；K、L.冠状位静脉期 CT 图像；M.大体标本图像；N.病理图像

图 5-23　多原发结肠癌 X 线造影、CT、大体标本及病理表现

诊断思路

51 岁男性,以"腹痛 1 年余,乏力半月余"为主诉入院,查体上腹部压痛。实验室检查示 CEA 升高,贫血伴炎症反应。大肠 X 线造影示横结肠、乙状结肠充盈缺损,肠壁僵硬;CT 示横结肠及乙状结肠肠壁增厚,增强扫描明显强化,周围间隙模糊。结合患者的临床表现及典型影像特征,拟诊断为多原发结肠癌。

临床要点

结肠癌是常见的恶性肿瘤,临床上结肠癌患者在生存期内再次发生结肠恶性肿瘤,即多原发结肠癌(multiple primary colorectal carcinoma,MPCC)。从时间上讲多原发结肠癌可分为同时多原发癌(synchronous carcinoma,SC)和异时多原发癌(metachronous carcinoma,MC)。同时多原发癌是指癌肿同时或者在 6 个月以内获得诊断者,而异时多原发癌是指首发癌确诊后 6 个月以上获得诊断者。MPCC 的诊断标准:①病理证实为癌;②癌灶间隔正常的肠壁或其病理类型不同;③除外一癌灶为另一癌灶的转移灶,需经病理检查排除为另一癌灶的转移或复发;④癌灶间必须有正常肠壁间隔(一般应≥5 cm)或距首发癌切除后的吻合口 5 cm 以上且吻合口正常;⑤不包括家族性结肠腺瘤病或溃疡性结肠炎患者中的多原发癌。

【影像学表现】

1. X 线造影表现　结肠可见 2 处及以上病灶,癌肿部位可见充盈缺损影,肠壁僵硬、扩张受限,对比剂通过欠佳。

2. CT 表现　癌肿部位肠壁增厚,肠腔内可见软组织肿块影,增强扫描明显强化,相应肠腔狭窄,周围脂肪间隙模糊,浆膜可见渗出。

【鉴别诊断】

结肠转移性恶性肿瘤:有其他部位恶性肿瘤病史。

第五节　结肠气囊肿症

病例　女,46 岁,主诉:大便困难伴腹胀 1 年余,便血半年。实验室检查:血红蛋白 162.0 g/L(↑)。横断位 CT 平扫(肺窗和腹窗)显示局部结肠壁多发小囊袋状气体,肠壁清晰可见(图 5-24A、B);冠状位静脉期(肺窗和腹窗)CT 清晰显示肠壁多发积气累及结肠大部分(图 5-24C、D)。肠镜及超声内镜显示结肠多发大小不等的囊性隆起(图 5-24E、F)。

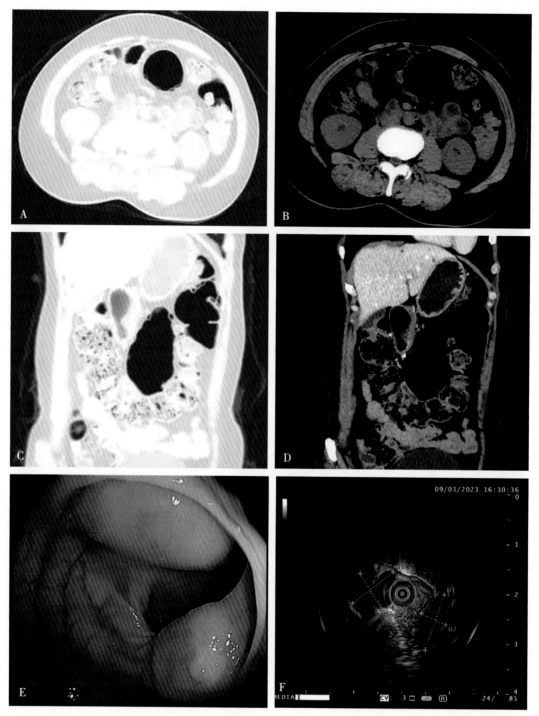

A. 横断位 CT 平扫肺窗图像；B. 横断位 CT 平扫腹窗图像；C. 冠状位静脉期 CT 肺窗图像；D. 冠状位静脉期 CT 腹窗图像；E. 肠镜图像；F. 超声内镜图像

图 5-24　结肠气囊肿症 CT、肠镜及超声内镜表现

诊断思路 ▮▮▮▮

46 岁女性，以"大便困难伴腹胀 1 年余，便血半年"为主诉入院。实验室检查提示血红蛋白升高。CT 显示结肠壁黏膜下出现多发充满气体的囊状气体影；肠镜显示结肠多发隆起。结合患者的临床表现及典型影像特征,拟诊断为结肠气囊肿症。

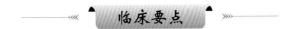

肠气囊肿症是一种与多种疾病相关的少见消化道疾病,以肠壁黏膜下和/或浆膜下出现单个或多个充满气体的囊腔为特征,又称肠壁囊样积气症、囊性淋巴积气症等,若仅发生于结肠,称为结肠气囊肿症。肠气囊肿症患者临床无特异性表现,易被漏诊或误诊。

【影像学表现】

1.X线造影表现 明确气囊肿的分布部位及范围,表现为在充钡肠腔边缘有大小不等的囊状透光区,成串成簇分布,位于肠壁各层,其透光度不同于息肉和肿瘤。如气囊在浆膜下,透光区常位于充钡肠腔轮廓外缘;如气囊突入肠腔内,则在肠腔边缘可见较透亮的息肉样的充盈缺损。

2.CT表现 病变肠管出现肠壁分离。肠壁黏膜下和/或浆膜下见多发、大小不等的小囊状、条状、圆形或类圆形呈葡萄状或串珠状的囊样低密度气体影。CT是肠气囊肿症的首选检查方法。

【鉴别诊断】

肠壁内积气:常与许多严重疾病有关,如局部缺血引起的肠坏死。患者有急腹症表现,而单纯结肠气囊肿症患者无急腹症表现。结肠气囊肿症表现为肠壁出现聚集成团、大小不等呈葡萄状的气体影,影响肠道的固有形态;肠壁内积气对肠道形态影响较小。

参考文献

[1]黎钧,邓宏亮,周雄刚,等.新生儿先天性巨结肠的CT表现及文献复习(附6例病例分析)[J].罕少疾病杂志,2019,26(3):12,18,封2.

[2]谢华,唐维兵.规范、统一先天性巨结肠分型的建议[J].临床小儿外科杂志,2021,20(3):212-216.

[3]卢林民,程广.新生儿先天性巨结肠的X线表现分析[J].中国保健营养(中旬刊),2014(6):3938-3938.

[4]张海洋,蔺海.X线瘘口造影联合MRI检查肛门闭锁患儿的应用价值[J].临床医学研究与实践,2021,6(8):104-106.

[5]杨润红,姬婷婷,马霞霞.MRI在小儿先天性肛门直肠畸形诊断中的应用及准确性分析[J].检验医学与临床,2020,17(9):1199-1201.

[6]杨复宾,方林,盛茂,等.先天性肛门直肠畸形倒立位X线片与MRI比较[J].中国医学影像学杂志,2015(4):306-308,310.

[7]陈韵彬,林海澜,陈英,等.脂肪组织肿瘤的CT诊断[J].福建医科大学学报,2002,36(1):99-101.

[8]高道明,罗小琴.1例降结肠黏膜下脂肪瘤[J].中国老年保健医学,2018,16(5):125-126.

［9］赵庆忠,成树江,梁艳君.结肠黏膜下脂肪瘤一例[J].中华普通外科杂志,2012(9):700.

［10］田新社,张慧松.结肠脂肪瘤6例[J].世界华人消化杂志,2012,20(8):699-702.

［11］苏燕,潘昌杰.胃肠道间质瘤的临床表现与影像学诊断价值[J].现代医用影像学,2020,29(1):80-88.

［12］高淑萍,阮淑霞,张龙基.结肠气囊肿症13例诊治分析[J].临床消化病杂志,2021,33(3):207-208.

［13］王礼同,薛贞龙,王苇.结肠气囊肿症MSCT征象[J].中国医学影像技术,2018,34(10):1519-1522.

［14］郝瑞贞,朱平均.溃疡性结肠炎、肠阿米巴病、克罗恩病的X线表现及鉴别诊断[J].中国肛肠病杂志,2013,33(9):78-79.

［15］陈玉玲,樊翔,王龙飞,等.阿米巴性结肠炎3例临床病理分析并文献复习[J].临床与实验病理学杂志,2017,33(1):90-92.

第六章 直肠疾病

第一节 血管瘤

病例1 男,44岁,主诉:便血伴肛门坠胀不适半年余。查体:腹部稍膨隆、无压痛。直肠指检距肛门2 cm可触及一菜花样肿块,显示大小约1 cm×1 cm,突入肠腔,无触痛、压痛,指套退出未见暗红色血迹。横断位CT平扫、冠状位重建CT显示直肠肠壁不均匀偏心性增厚,肠腔狭窄(图6-1A、B);横断位动脉期CT显示直肠肠壁不均匀增厚,肠壁轻度强化(图6-1C、D);横断位和冠状位静脉期CT显示直肠增厚肠壁不均匀轻度强化,边界清晰(图6-1E、F)。肠镜可见直肠下段有一隆起病变,大小约3.0 cm×3.0 cm,黏膜表面充血、糜烂(图6-1G)。病理显示直肠肿物黏膜下平滑肌结节状增生伴局部血管增生,符合血管瘤(图6-1H)。

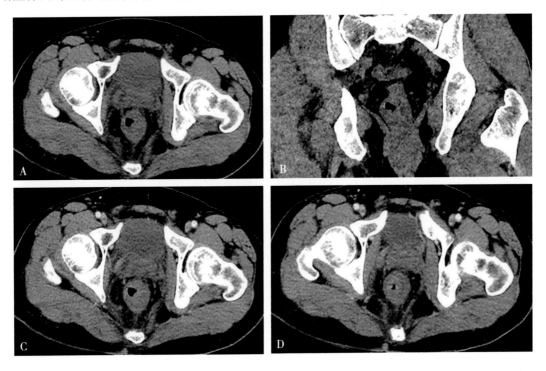

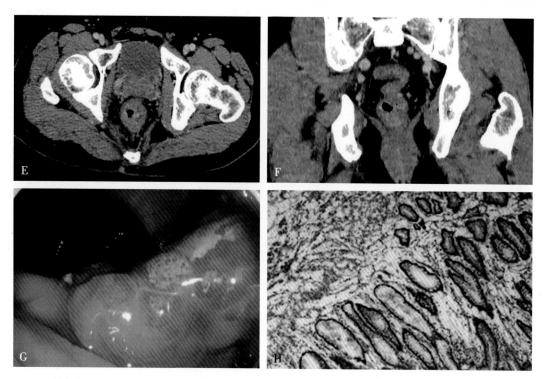

A.横断位 CT 平扫图像;B.冠状位重建 CT 图像;C、D.横断位动脉期 CT 图像;E.横断位静脉期 CT 图像;F.冠状
位静脉期 CT 图像;G.肠镜图像;H.病理图像

图 6-1　直肠血管瘤 CT、肠镜及病理表现

诊断思路

44 岁男性,以"便血伴肛门坠胀不适半年余"为主诉入院。查体可见腹部稍膨隆、无压痛,直肠
指检距肛门 2 cm 可触及一菜花样肿块,大小约 1 cm×1 cm,突入肠腔,无触痛、压痛,指套退出未见
暗红色血迹。腹部 CT 扫描显示直肠壁不均匀增厚伴肠腔狭窄,增强后轻度强化,边界尚清,周围脂
肪间隙清晰。结合患者的临床表现及典型影像特征,拟诊断为直肠血管瘤。

病例 2　男,60 岁,主诉:便血 2 年余。查体:腹部平坦、无压痛,直肠指检距肛门 3 cm 可触及菜
花样肿物,大小约 3 cm×3 cm,突入肠腔,肠腔无狭窄,肿瘤质硬、边缘不清、活动性差,无触痛、压痛,指
套退出见暗红色血迹。横断位 CT 平扫显示直肠下段肠壁不均匀增厚,肠腔狭窄(图 6-2A);横断位动
脉期 CT 显示直肠增厚肠壁轻度强化,边界尚清晰(图 6-2B);横断位静脉期 CT 显示直肠增厚肠壁持
续明显强化(图 6-2C)。病理显示直肠壁肌层内见多发厚壁血管,符合血管瘤表现(图 6-2D)。

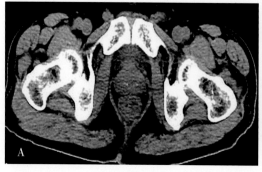

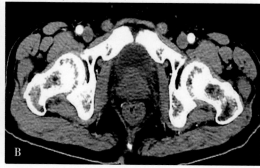

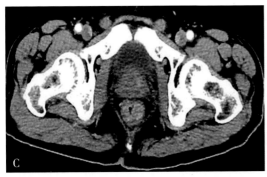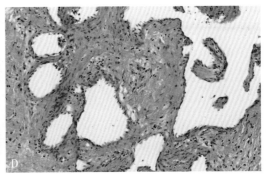

A.横断位 CT 平扫图像;B.横断位动脉期 CT 图像;C.横断位静脉期 CT 图像;D.病理图像

图 6-2 直肠血管瘤 CT 及病理表现

诊断思路

60 岁男性,以"便血 2 年余"为主诉入院。查体腹部平坦、无压痛,直肠指检可触及菜花样肿物。CT 扫描显示直肠下段肠壁不均匀增厚,肠腔狭窄,增强后持续明显强化,考虑富血供占位,病灶边界清楚,未见浸润,考虑良性肿瘤。结合患者的临床表现及典型影像特征,拟诊断为直肠血管瘤。

临床要点

直肠血管瘤是一种罕见的良性血管源性病变,常发于儿童和青少年。病理上,可分为毛细血管瘤、海绵状血管瘤和混合性血管瘤,以海绵状血管瘤最为多见;病变范围上,可分为局限性和弥漫性。临床主要表现为反复间歇性无痛血便,出血量不定。由于本病罕见且症状不典型,易被误诊为痔疮、炎症性肠病、直肠癌等。一般不主张活检,以免出血过多。

【影像学表现】

1.CT 表现 病变肠壁常显著增厚,且多为环形不均匀增厚,管腔狭窄。肠周血管扩张,有时可发现静脉石。

2.MRI 表现 直肠病变肠壁 T_1WI 呈低信号、T_2WI 呈显著高信号,直肠系膜明显不均质改变以及病灶进行性强化是直肠海绵状血管瘤的特征性改变。

3.超声表现 病变肠壁弥漫性增厚,血供丰富,肠周大量静脉丛迂曲扩张,可见静脉石。超声可显示病变肠壁厚度、病变范围及肠周情况。

4.肠镜表现 肠镜可直接观察到受累的肠管黏膜下暗褐色弥漫性血管瘤及过度充血的血管网,肠壁肿胀,与正常肠壁分界清楚。

【鉴别诊断】

1.痔疮 常见临床表现是间歇性便后鲜血,好发于青年及以上人群。痔疮常局限于肛管,偶累及直肠。在 MRI 上,T_1WI 呈稍低信号、T_2WI 呈稍高信号,其内常可见多发迂曲流空血管信号,增强扫描呈明显强化。

2. 溃疡性直肠炎　临床上以血性腹泻为常见的早期症状,多为脓血便,腹痛表现为痉挛性疼痛。在 MRI 上,非活动期表现为增厚肠壁呈低信号;活动期在 T_1WI 和 T_2WI 上黏膜和黏膜下层均为高信号,增强扫描肠壁的强化程度与炎症活动度相关。

3. 克罗恩病　为慢性炎性肉芽肿性疾病,可广泛累及各段消化道。CT 上表现为多节段性肠壁增厚并明显强化,肠壁可能为均匀性增厚或分层状增厚,肠腔狭窄。病变肠管周围表现为肠瘘、脓肿、纤维脂肪浸润、肠系膜血管增多呈"梳齿征"及淋巴结肿大等。

4. 直肠癌　好发于中老年。CT 表现为肠壁不均匀增厚,肠腔狭窄,增强后肠壁明显强化,肠壁及肠周脂肪间隙浸润性改变。晚期直肠癌还可发现周围器官的侵犯、远处转移。

第二节　淋巴瘤

病例　男,77 岁,主诉:腹痛 20 余天。查体:未见明显阳性体征。实验室检查:红细胞计数 $4.20×10^{12}/L(↓)$,血红蛋白 119.0 g/L(↓),嗜酸性粒细胞绝对值 $0.71×10^9/L(↑)$,淋巴细胞绝对值 $0.49×10^9/L(↓)$,C 反应蛋白 10.70 mg/L(↑),白介素–4 16.02 pg/mL(↑),白介素–6 9.16 pg/mL(↑),白介素–10 6.25 pg/mL(↑),白蛋白 29.3 g/L(↓)。横断位 CT 平扫显示直肠下段左侧壁偏心性软组织肿块突向管腔,相应肠腔变窄(图 6-3A、B);横断位动脉期、静脉期 CT 显示肿块中度均匀强化(图 6-3C、D);冠状位、矢状位静脉期 CT 不同方位清晰显示肿块的边界和范围(图 6-3E、F)。肠镜显示直肠肿物表面粗糙,可见充血、溃疡(图 6-3G)。病理显示直肠淋巴瘤(图 6-3H)。

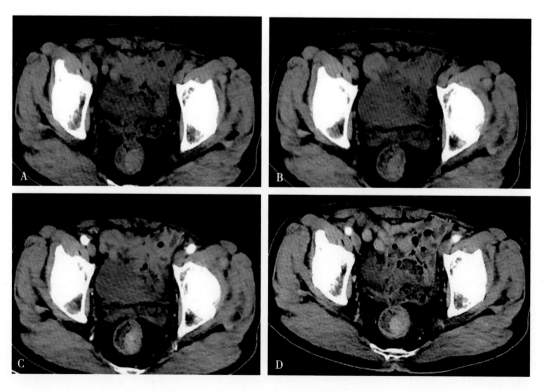

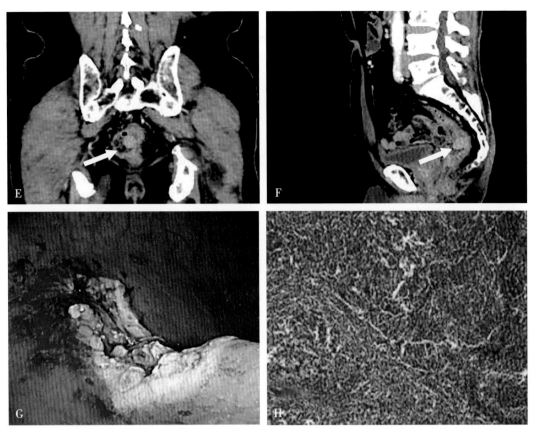

A、B. 横断位 CT 平扫图像；C. 横断位动脉期 CT 图像；D. 横断位静脉期 CT 图像；E. 冠状位静脉期 CT 图像；F. 矢状位静脉期 CT 图像；G. 肠镜图像；H. 病理图像

图 6-3　直肠淋巴瘤 CT、肠镜及病理表现

诊断思路

77 岁男性，以"腹痛 20 余天"为主诉入院，查体未见明显阳性体征。实验室检查贫血，嗜酸性粒细胞绝对值升高，淋巴细胞绝对值降低，C 反应蛋白升高，白介素-4、白介素-6、白介素-10 均升高，白蛋白降低。CT 扫描显示直肠下段局部肠壁偏心增厚，软组织肿块影突入肠腔，增强肿块呈均匀强化。结合患者的临床表现及影像特征，CT 直接诊断为直肠淋巴瘤困难，CT 征象更符合腺瘤或腺癌表现，最终确诊需依靠病理。

临床要点

胃肠黏膜相关淋巴组织（MALT）淋巴瘤是结外原发性淋巴瘤中最常见的疾病，以胃部多见，肠道相对少见，后者又以小肠多见，结肠及直肠较为少见。其临床表现缺乏特异性，主要表现为腹痛、黏液脓血便、腹泻、大便习惯改变、发热和腹部肿块等。其形态学改变呈多样性，其中以结节隆起型病变较为多见，也可表现为溃疡型、浸润型和多中心病变等。原发性直肠淋巴瘤（primary rectal lymphoma，PRL）早期肿瘤常位于黏膜下，表现为黏膜正常，不易诊断，症状明显后与直肠其他占位性病变难以鉴别，术前诊断困难，误诊率高。

【影像学表现】

CT表现:所示直肠壁增厚与X线钡剂灌肠造影所示肠腔狭窄不成比例(肠壁增厚明显而管腔狭窄不明显),直肠管壁增厚且密度均匀,病灶密度较均匀,且CT值略高于邻近肠壁,CT值46～61 Hu。增强病灶多呈轻至中度均匀强化,且肠管周围脂肪间隙较清晰,很少直接向周围浸润。

【鉴别诊断】

1. 直肠癌　①PRL累及肠段较长,肠壁较厚,肠腔变窄情况不明显,无肠梗阻表现。而直肠癌多表现为肠腔不规则狭窄,肠壁僵硬,可出现肠梗阻征象。②PRL增强常呈轻中度均匀强化,而直肠癌增强多呈明显不均匀强化,坏死多见。③PRL受累肠段周围脂肪间隙较清晰,较少向周围脂肪间隙浸润,而直肠癌晚期可有邻近组织脏器浸润。④PRL常不伴有溃疡,而直肠癌的溃疡较大、边缘不规则。⑤PRL的肿块密度较均匀,而较大的直肠癌可伴有出血、坏死。

2. 克罗恩病　两者临床表现相似。PRL在CT上表现为不规则或"同心圆样"肠壁增厚,肠腔狭窄或扩张。克罗恩病CT上多表现为节段性累及,肠壁增厚、强化,肠系膜血管增多、扩张,呈"木梳征";纤维增殖期CT多表现为肠壁增厚,增强呈轻度均匀或无明显强化,肠腔狭窄、变形。

第三节　平滑肌瘤

病例　女,72岁,主诉:发现肛门肿物8月余。查体:直肠指检肛门左侧壁触及一黏膜下肿物,大小约4 cm×2 cm×2 cm。横断位CT平扫显示,直肠下段壁不规则增厚,管腔狭窄(图6-4A、B);横断位动脉期CT显示肠壁呈轻度强化(图6-4C、D);横断位和冠状位静脉期CT显示肠壁呈持续轻度强化(图6-4E～G)。病理显示直肠平滑肌瘤(图6-4H)。

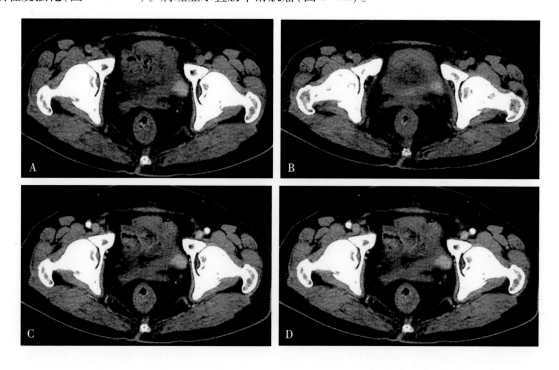

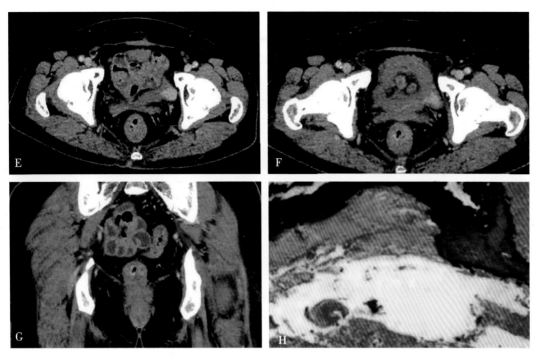

A、B.横断位CT平扫图像;C、D.横断位动脉期CT图像;E、F.横断位静脉期CT图像;G.冠状位静脉期CT图像;H.病理图像

图6-4 直肠平滑肌瘤CT及病理表现

诊断思路

72岁女性,以"发现肛门肿物8月余"为主诉入院,查体提示肛门左侧壁触及一黏膜下肿物。CT扫描显示直肠管壁不规则增厚,增强轻度强化。结合患者的临床表现及典型影像特征,拟诊断为直肠平滑肌瘤。

临床要点

消化道平滑肌瘤是发病率仅次于胃肠道间质瘤(gastrointestinal stromal tumor,GIST)的消化道间叶源性肿瘤。消化道平滑肌瘤以上消化道多见,结直肠的黏膜平滑肌瘤偶见。由于黏膜平滑肌瘤体积较小,多数情况下无症状,为肠镜检查时偶然发现。黏膜平滑肌瘤多为无蒂、表面黏膜光滑的息肉样病变,临床症状不明显,瘤体大于2 cm的黏膜平滑肌瘤则可引起腹痛、便秘、梗阻、贫血或出血等症状。

【影像学表现】

CT表现:典型CT表现为圆形或椭圆形肿块,边界清楚。平扫时CT值偏高,与盆腔肌肉CT值相仿,可达到50 Hu,增强后表现为轻度延迟强化。

【鉴别诊断】

平滑肌肉瘤：多发于直肠下段，临床表现有便血、排便异常、肛门部疼痛等。常是单发，肿瘤的大小多在 5 cm 以上，中心形成溃疡者约占 1/2。CT 表现可呈球形、分叶状或不规则形突出腔内或腔外，或浸润性生长包绕大部分肠管及肠系膜血管。肿块直径多较大，密度不均，中心常为低密度，周边为软组织密度，有时可见中心的液化坏死，偶有钙化。增强检查可见肿瘤边缘强化，而中心不强化，亦可见局部淋巴结肿大和肝内低密度转移灶。

第四节 平滑肌肉瘤

病例　女，49 岁，主诉：肛门坠胀感 5 月余。查体：腹部平坦，无压痛、反跳痛，耻骨上膀胱区无膨隆、压痛。实验室检查：红细胞计数 $3.63×10^{12}$/L（↓），血红蛋白 102.0 g/L（↓），血小板计数 $374×10^9$/L（↑），中性粒细胞绝对值 $1.69×10^9$/L（↓），降钙素原 0.633 ng/mL（↑）。横断位 CT 平扫显示盆腔内巨大软组织密度肿块，形态不规则，密度欠均（图 6-5A）；横断位和冠状位动脉期 CT 显示病灶呈明显不均匀强化，并见低密度液化坏死区，肿块内可见多发细小血管影，病灶与直肠分界不清（图 6-5B、C）；横断位和冠状位静脉期 CT 显示盆腔肿块呈持续强化（图 6-5D、E）。病理显示以梭形细胞为主，为盆腔及直肠平滑肌肉瘤（图 6-5F）。

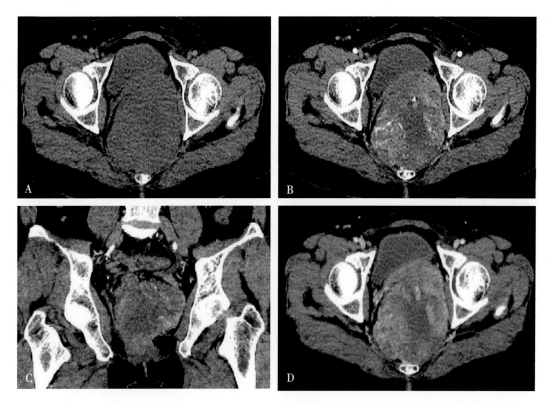

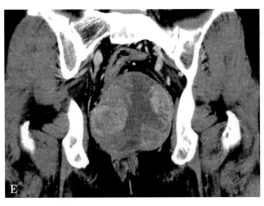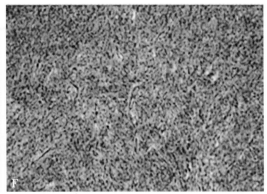

A.横断位 CT 平扫图像;B.横断位动脉期 CT 图像;C.冠状位动脉期 CT 图像;D.横断位静脉期 CT 图像;E.冠状位静脉期 CT 图像;F.病理图像

图 6-5　直肠平滑肌肉瘤 CT 及病理表现

诊断思路

49 岁女性,以"肛门坠胀感 5 月余"为主诉入院,查体未见明显异常体征。实验室检查提示贫血,中性粒细胞绝对值降低,降钙素原升高。CT 扫描显示盆腔巨大占位,密度不均,其内可见坏死区,增强明显不均匀强化,与盆腔周围组织分界不清。结合患者的临床表现及典型影像特征,拟诊断为直肠及盆腔平滑肌肉瘤。

临床要点

直肠平滑肌肉瘤是一种非常罕见的间叶源性胃肠道肿瘤,占胃肠道平滑肌肿瘤的 3% ~ 7%,恶性程度高,好发于中老年男性。直肠平滑肌肉瘤好发于直肠中下段,早期可无任何临床症状,部分可表现为直肠疼痛、直肠饱胀、排便习惯改变。扩散方式主要是局部浸润及血行转移,肝为最易受累的器官。直肠平滑肌肉瘤常伴发盆腔占位,因此仅靠影像学表现易对直肠原发灶产生误诊、漏诊。主要的鉴别方式是病理及免疫组化检查,其免疫组织化学肌源性标记物 desmin、actin、SMA 呈阳性表达,S-100 蛋白和 CD34 阴性。

【影像学表现】

1. CT 表现　肿瘤呈腔外或腔内外双向生长,呈分叶状,肿块密度不均,瘤体内可见坏死、囊变和不同程度的钙化灶,增强扫描后肿块不均匀强化。

2. MRI 表现　肿瘤在 T_1WI 上表现为均匀或不均匀的中等信号,在 T_2WI 上表现为均匀或不均匀的高信号,增强后不均匀强化。

【鉴别诊断】

1. 直肠间质瘤　肿瘤呈类圆形或分叶状,大多数边界清晰,有外生性倾向。CT 上表现为富血供的软组织肿块。免疫组织化学检测中,CD117 和 CD34 呈阳性,是与平滑肌肉瘤的主要鉴别点。

2. 卵巢癌　当女性患者伴盆腔高代谢占位时,常考虑卵巢来源的恶性肿瘤。通过血清肿瘤标记物及免疫组化可以很好地鉴别,单纯性直肠平滑肌肉瘤的血清肿瘤标记物 CA125、CA19-9、甲胎蛋白(AFP)未必会升高。

第五节　恶性黑色素瘤

病例 1　女,79 岁,主诉:发现大便带血 1 个月。查体:直肠指检距肛门 2 cm 处可触及肿物,大小约 3 cm×3 cm,突入肠腔,肿物质硬、边界不清、活动性差,无触痛、压痛,肠腔狭窄,指套退出见暗红色血迹。实验室检查:大便隐血试验阳性(+)。横断位 CT 平扫显示直肠下段壁厚、毛糙,管腔变窄,周围脂肪间隙模糊(图 6-6A);横断位动脉期、静脉期 CT 显示直肠壁不均匀持续强化,其内可见细小血管走行(图 6-6B、C);横断位静脉期 CT 显示右侧髂血管旁肿大淋巴结(图 6-6D);冠状位及矢状位静脉期 CT 清晰显示病变(图 6-6E、F)。肠镜可见直肠下段一棕褐色结节状隆起,黏膜表面粗糙(图 6-6G)。病理显示直肠恶性黑色素瘤(图 6-6H)。

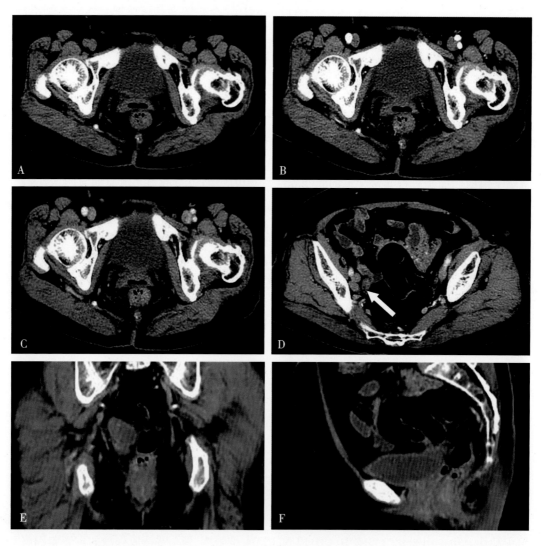

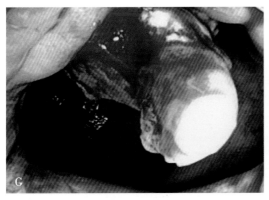
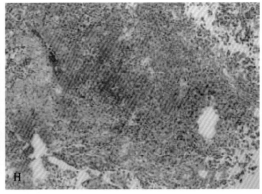

A.横断位 CT 平扫图像;B.横断位动脉期 CT 图像;C.横断位静脉期 CT 图像;D.横断位静脉期 CT 图像;E.冠状位静脉期 CT 图像;F.矢状位静脉期 CT 图像;G.肠镜图像;H.病理图像

图 6-6　直肠恶性黑色素瘤 CT、肠镜及病理表现

〔诊断思路〕

　　79 岁女性,以"发现大便带血 1 个月"为主诉入院,查体直肠指检可触及肿物,肿物质硬、活动性差,肠腔狭窄,指套退出见暗红色血迹。实验室检查示大便隐血试验阳性(+)。CT 扫描显示直肠下段壁厚、毛糙,周围脂肪间隙模糊,增强肠壁不均匀持续强化。结合患者的临床表现及典型影像特征,拟诊断为直肠恶性肿瘤,最终病理确诊恶性黑色素瘤。

　　病例 2　男,72 岁,主诉:大便干燥、变细伴便血半年,加重 1 个月。查体:直肠指检肠腔狭窄,肿物质硬、边缘不清、活动性差,无触痛、压痛,指套退出见暗红色血迹。实验室检查:红细胞计数 4.15×10^{12}/L(↓),血红蛋白 114.2 g/L(↓),中性粒细胞绝对值 7.78×10^9/L(↑),淋巴细胞绝对值 0.80×10^9/L(↓),降钙素原 0.31 ng/mL(↑),大便隐血试验阳性(+)。横断位 CT 平扫显示直肠下段肠壁不均匀增厚,肠腔狭窄,周围脂肪间隙稍模糊(图 6-7A);横断位动脉期 CT 显示直肠下段肠壁增厚呈中度不均匀强化,肠周可见小淋巴结影(图 6-7B);横断位静脉期 CT 显示直肠壁病变强化程度稍降低但仍呈持续性强化(图 6-7C)。病理显示直肠恶性黑色素瘤(图 6-7D)。

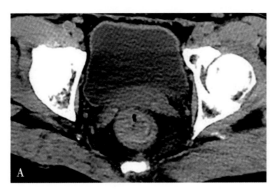
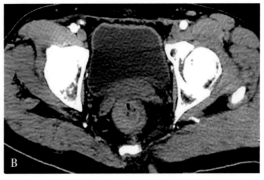

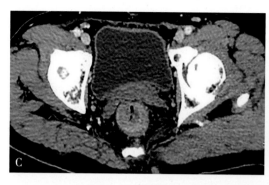
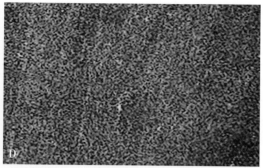

A. 横断位 CT 平扫图像;B. 横断位动脉期 CT 图像;C. 横断位静脉期 CT 图像;D. 病理图像

图 6-7　直肠恶性黑色素瘤 CT 及病理表现(病例 2)

诊断思路 ▮▮▮▮

　　72 岁男性,以"大便干燥、变细伴便血半年,加重 1 个月"为主诉入院,查体提示肠腔狭窄,肿物质硬、活动性差,指套退出见暗红色血迹。实验室检查提示贫血,中性粒细胞绝对值升高,淋巴细胞绝对值降低,降钙素原升高,大便隐血试验阳性。CT 扫描显示直肠下段肠壁不均匀增厚,肠腔狭窄,增强呈中度不均匀强化。结合患者的临床表现及典型影像特征,拟诊断为直肠恶性黑色素瘤。

　　病例 3　女,49 岁,主诉:排便频繁、困难,大便带血 2 个月。查体:直肠指检距肛门 3 cm 可触及一菜花样肿物,大小约 3 cm×5 cm,突入肠腔,肠腔狭窄,肿物质硬、活动性差,无触痛、压痛。实验室检查:红细胞计数 3.72×10^{12}/L(↓),血红蛋白 113.0 g/L(↓),血小板计数 379×10^9/L(↑),总蛋白 54.3 g/L(↓)。横断位 CT 平扫、横断位动脉期 CT 显示直肠下段壁厚并见团片状软组织影突向腔内、密度较均匀,相应管腔变窄,直肠增厚肠壁明显强化(图 6-8A、B);横断位静脉期 CT 显示直肠增厚肠壁仍持续强化(图 6-8C、D);冠状位静脉期 CT 清晰显示病变(图 6-8E)。病理显示直肠恶性黑色素瘤(图 6-8F)。

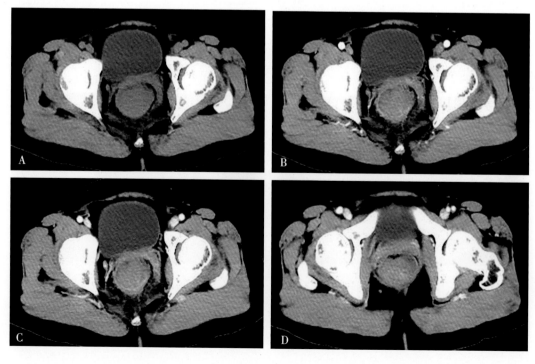

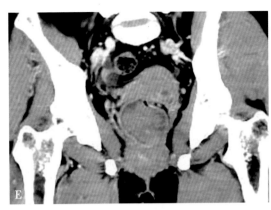
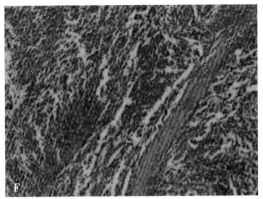

A.横断位 CT 平扫图像;B.横断位动脉期 CT 图像;C、D.横断位静脉期 CT 图像;E.冠状位静脉期 CT 图像;F.病理图像

图 6-8 直肠恶性黑色素瘤 CT 及病理表现(病例 3)

诊断思路

49 岁女性,以"排便频繁、困难,大便带血 2 个月"为主诉入院,查体提示直肠下段占位,肠腔狭窄,肿物质硬、活动性差。实验室检查提示贫血,总蛋白降低。CT 扫描显示直肠下段壁厚并见团片状软组织影突向腔内,相应管腔变窄,增强肠壁明显强化。结合患者的临床表现及典型影像特征,拟诊断为直肠恶性黑色素瘤。

临床要点

原发性肛管直肠恶性黑色素瘤(primary anorectal malignant melanoma,PAMM)较为罕见,好发于女性,多发生于直肠下段和肛管齿状线附近,侵袭性强,预后极差,5 年生存率不到 20%。该病的临床症状常不典型,常以大便形状或习惯改变、便血、肛周疼痛及肛门肿物等为主要表现,误诊率高达 80%,常被误诊为痔疮、息肉、直肠癌等肛管直肠疾病。S-100、HMB45、Melan A 等免疫组化因子有助于诊断并与其他恶性肿瘤性疾病鉴别。PAMM 常见的远处转移部位包括盆腔淋巴结、肺、肝、皮肤和脑。

【影像学表现】

1. CT 表现 PAMM 可表现为突出肠管腔内的结节状、息肉状、蕈伞状肿块,也可表现为肠壁不均匀增厚。CT 平扫病灶呈软组织密度影,密度较均匀,常无钙化;增强扫描病灶强化程度不一,肠周脂肪间隙模糊,多有淋巴结及肝、肺等远处转移。

2. 肠镜表现 直肠可见结节样、息肉样隆起肿块。PAMM 大多以含有黑色素为主,肠镜检查时可发现肿瘤呈黑色、灰黑色或褐色。

3. MRI 表现 由于黑色素的顺磁性作用,含黑色素瘤的病灶 T_1WI 呈高信号,T_2WI 呈低信号,为其特征性表现。但不含黑色素的病灶,单从信号特征难以鉴别肿瘤类型。当病灶过小时,DWI 序列有助于早期发现病灶。MRI 增强后 PAMM 均呈明显强化,考虑可能是肛门直肠处富血供的原因。

4.PET-CT 表现　在 PAMM 的分期上优于 CT,因其对浸润性淋巴结以及远处转移的显示更好。此外,当疾病复发的可能性很大时,PET-CT 对瘢痕组织和复发肿瘤具有良好的鉴别效果。

【鉴别诊断】

1.直肠癌　直肠腺癌通常表现为浸润性溃烂肿块,由于其促结缔组织增生基质,常常使肠腔变窄并导致近端肠梗阻。而原发性肛门直肠黑色素瘤最常见的表现为腔内息肉样肿块,较少引起梗阻。

2.直肠恶性淋巴瘤　该病组织学形态可与黑色素瘤相似,但肿瘤性淋巴细胞表达 LCA、T 细胞或 B 细胞相关抗原,不表达黑素细胞标志物,可通过免疫组化鉴别。

3.恶性直肠间质瘤　多为外生型生长,肿瘤体积较大(直径≥5 cm),肿块边缘有分叶,瘤体内可有坏死。增强 CT 扫描显示肿瘤实质显著强化,瘤旁有簇状或线状排列的小血管。肿瘤很少出现转移性淋巴结,淋巴结肿大多为反应性增生。

第六节　神经内分泌肿瘤

病例1　女,34 岁,主诉:间断便血 1 年余。查体:未见明显异常体征。实验室检查:红细胞计数 $4.27×10^{12}/L(↓)$,血红蛋白 128.4 g/L(↓),大便隐血试验阳性(+)。横断位 CT 平扫显示直肠壁不均匀增厚,右侧壁可见隆起,管腔狭窄(图 6-9A);横断位动脉期 CT 显示肠壁中度均匀强化(图 6-9B);横断位和冠状位静脉期 CT 显示直肠持续中度强化(图 6-9C、D)。肠镜可见直肠壁一隆起,大小约 2.0 cm×2.0 cm,黏膜表面充血、糜烂,基底部有蒂(图 6-9E)。病理显示直肠神经内分泌肿瘤 G1 级(图 6-9F)。

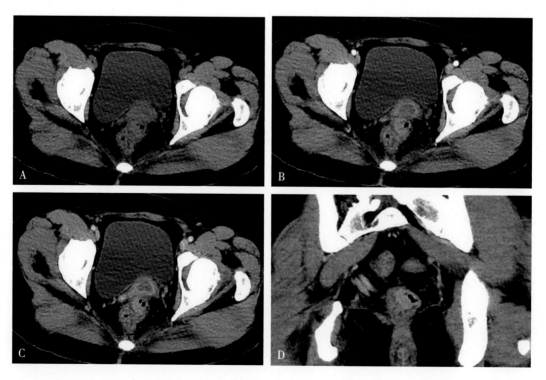

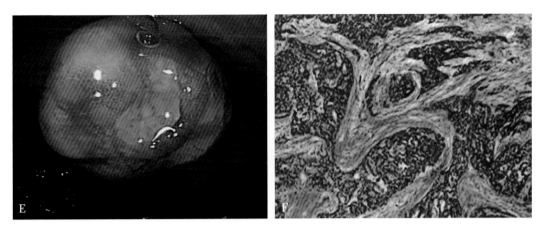

A.横断位 CT 平扫图像;B.横断位动脉期 CT 图像;C.横断位静脉期 CT 图像;D.冠状位静脉期 CT 图像;E.肠镜图像;F.病理图像

图 6-9　直肠神经内分泌肿瘤 CT、肠镜及病理表现(病例 1)

诊断思路

34 岁女性,以"间断便血 1 年余"为主诉入院,查体未见明显异常体征。实验室检查提示贫血,大便隐血试验阳性。CT 扫描显示壁不均匀增厚,右侧壁可见隆起,管腔狭窄,增强后中度强化。结合患者的临床表现及典型影像特征,拟诊断为直肠神经内分泌瘤 G1 级。

病例 2　男,54 岁,主诉:发现直肠肿物 2 d。查体:直肠指检距肛门 5 cm 可触及一肿块,突入肠腔,无触痛、压痛,指套退出见暗红色血迹。实验室检查:癌胚抗原 5.25 ng/mL(↑)。横断位 CT 平扫显示直肠下段左侧壁厚并可见条片状软组织密度影,相应管腔变窄(图 6-10A);横断位动脉期 CT 显示直肠左侧壁软组织病灶明显均匀强化(图 6-10B);横断位静脉期 CT 显示直肠病变持续强化(图 6-10C、D);冠状位静脉期 CT 清晰显示病变形态和范围(图 6-10E)。病理显示直肠神经内分泌肿瘤 G2 级(图 6-10F)。

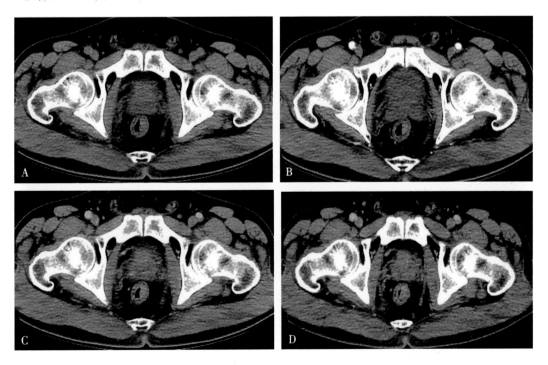

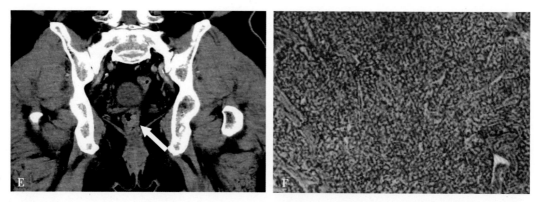

A. 横断位 CT 平扫图像；B. 横断位动脉期 CT 图像；C、D. 横断位静脉期 CT 图像；E. 冠状位静脉期 CT 图像；F. 病理图像

图6-10 直肠神经内分泌肿瘤 CT 及病理表现

诊断思路

54 岁男性，以"发现直肠肿物 2 d"为主诉入院，查体距肛门 5 cm 可触及一肿块，突入肠腔，无触痛、压痛，指套退出见暗红色血迹。实验室检查癌胚抗原升高。CT 扫描显示直肠下段左侧壁厚并可见软组织密度影，相应肠腔狭窄，增强后明显持续强化。结合患者的临床表现及典型影像特征，拟诊断为直肠神经内分泌瘤 G2 级。

病例3 男，73 岁，主诉：大便带血伴下腹痛半年。查体：直肠指检示括约肌紧张，可触及肿物，有压痛，指套退出有染血。实验室检查：红细胞计数 $4.2×10^{12}$/L(↓)，血红蛋白 125.0 g/L(↓)，白细胞计数 $13.56×10^9$/L(↑)，非小细胞肺癌抗原 21-1 3.45 ng/mL(↑)，大便隐血试验阳性(+)。横断位 CT 平扫显示直肠下段管壁不均匀增厚，肠腔狭窄(图 6-11A)；横断位动脉期 CT 显示直肠壁不均匀强化(图 6-11B)；横断位和冠状位静脉期 CT 显示直肠病变持续强化(图 6-11C、D)。肠镜可见距肛门 8 cm 处环周隆起性病变，表面坏死、糜烂，质脆，触之易出血(图 6-11E)。病理显示直肠神经内分泌肿瘤(图 6-11F)。

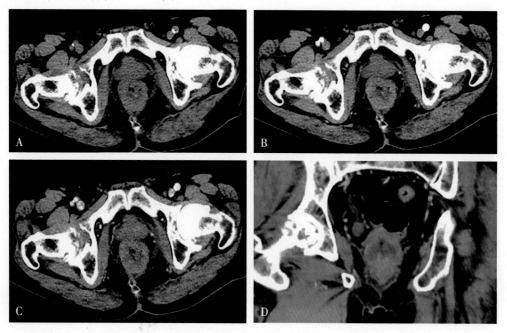

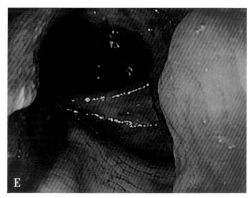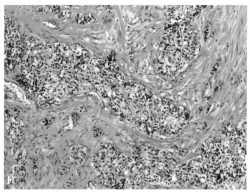

A.横断位 CT 平扫图像;B.横断位动脉期 CT 图像;C.横断位静脉期 CT 图像;D.冠状位静脉期 CT 图像;
E.肠镜图像;F.病理图像

图 6-11 直肠神经内分泌肿瘤 CT、肠镜及病理表现(病例 3)

诊断思路

73 岁男性,以"大便带血伴下腹痛半年"为主诉入院,直肠指检括约肌紧张,可触及肿物,有压痛,指套退出有染血。实验室检查提示贫血,白细胞升高,非小细胞肺癌抗原 21-1 升高。CT 扫描显示直肠下段管壁不均匀增厚,肠腔狭窄,增强后明显持续强化。结合患者的临床表现及典型影像特征,拟诊断为直肠神经内分泌癌。

临床要点

直肠神经内分泌肿瘤是一种来源于肽能神经元以及神经内分泌细胞的肿瘤,相对少见,根据是否存在激素过量的相关症状分为功能性和非功能性。由于多数肿瘤为非功能性,因此不能引起患者的临床症状,易漏诊、误诊。有症状患者的临床表现也无特异性,部分患者有黏液血便、排便习惯改变、腹痛和腹部不适等症状。病理及免疫组化是诊断直肠神经内分泌肿瘤的金标准。

【影像学表现】

1.CT 表现 肿瘤一般呈宽基底软组织密度灶,突向直肠腔内,表面光整。直肠神经内分泌肿瘤为富血供肿瘤,增强后呈明显强化,门静脉期强化程度降低,瘤内少有出血、坏死和溃疡。常侵犯周围脂肪组织,表现为周围脂肪间隙密度增高、模糊。

2.MRI 表现 不同级别直肠神经内分泌肿瘤的 MRI 特征也不同。随着级别增高,病变的最大径逐渐增大。G1 级表现为结节(<2 cm),T_1WI 和 T_2WI 呈等信号,信号均匀,DWI 高信号,增强后均匀强化。G3 级多为较大肿块(>2 cm),T_1WI 呈等、稍低信号,T_2WI 呈稍高信号,形态不规则,信号不均匀,并且常出现浸润及远处转移。G2 级 MRI 表现与 G1 和 G3 级有重叠。

【鉴别诊断】

1.直肠癌 直肠癌形态多样,边界相对欠清晰,CT 平扫显示直肠壁呈偏心性或环壁增厚,肠腔变窄,肠腔内软组织密度肿块,增强明显强化。增生型直肠癌表面可有浅溃疡,表面不规则,边界相对清晰;浸润型直肠癌易导致肠腔环形狭窄,边界不清;溃疡型直肠癌可发生坏死而形成巨大溃疡。二者的鉴别主要依赖于病理及免疫组化检查。

2.直肠腺瘤 直肠腺瘤为隆起于直肠黏膜上皮的局限性病变,直径为数毫米至数厘米不等,边界清晰,强化程度低于直肠神经内分泌瘤,无直肠周围侵犯及淋巴结转移。

第七节 脂肪瘤

病例 女,70岁,主诉:大便时肛门肿物脱出1月余。查体:直肠指检肛门肿物脱出约5 cm,肛缘有不规则皮赘形成,触痛不明显,指套退出见暗红色血迹。横断位CT平扫显示直肠中下段肠壁可见脂肪密度肿块影,边界清晰、光滑(图6-12A);横断位动脉期CT显示直肠病灶增强后未见强化(图6-12B);横断位静脉期CT显示直肠病灶增强后未见强化(图6-12C、D);冠状位和矢状位静脉期CT清晰显示病变(图6-12E、F)。肠镜可见直肠内一巨大隆起,黏膜表面充血、糜烂(图6-12G)。病理显示直肠脂肪瘤(图6-12H)。

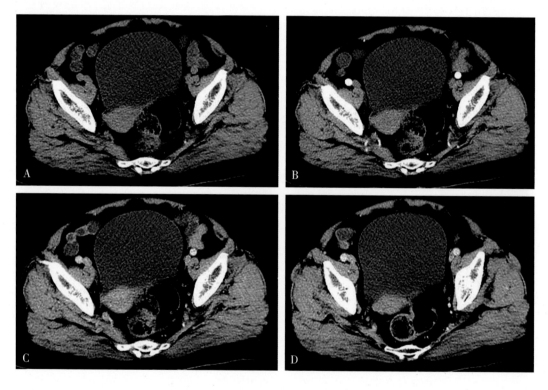

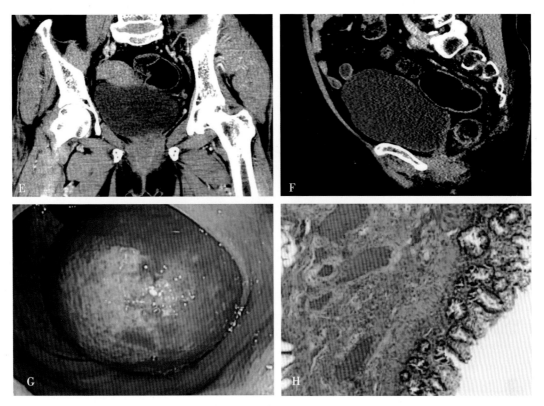

A.横断位 CT 平扫图像；B.横断位动脉期 CT 图像；C、D.横断位静脉期 CT 图像；E.冠状位静脉期 CT 图像；F.矢状位静脉期 CT 图像；G.肠镜图像；H.病理图像

图 6-12 直肠脂肪瘤CT、肠镜及病理表现

诊断思路

70 岁女性，以"大便时肛门肿物脱出 1 月余"为主诉入院，查体直肠指检显示肛门肿物脱出约 5 cm，肛缘有不规则皮赘形成，触痛不明显，指套退出见暗红色血迹。临床检查暗红色血迹考虑可能与脂肪瘤活动度大，牵拉撕扯黏膜出血有关。肠镜显示隆起病变包膜光整，也符合良性占位特点。CT 扫描显示直肠中下段肠壁可见脂肪密度肿块，密度较均匀，有包膜，边界清楚，增强未见强化。CT 征象为典型纯脂肪密度，可诊断为直肠脂肪瘤。

临床要点

直肠脂肪瘤是消化道比较少见的一种良性肿瘤，发病率较低，一般表现为单发，生长缓慢。部分脂肪瘤无临床症状，其临床表现取决于肿瘤形态、位置及大小。当直径>2 cm 时可见表现为腹部疼痛、不适、恶心、呕吐；直径>4 cm 时，尤其是带蒂的肿块可在肠腔内滑动引起肠套叠或梗阻。巨大脂肪瘤表面黏膜常发生糜烂、坏死或压迫肠道表面黏膜引起正常黏膜坏死和溃疡形成，可引起结直肠出血，表现为不规则的便血，严重者可引起贫血。

【影像学表现】

1. 肠镜表现　大多镜下表现为突向腔内的肿块,表面黏膜完整光滑。部分脂肪瘤表现为肠腔内巨大肿块,表面黏膜可见充血、糜烂。

2. 超声内镜表现　黏膜下层的高回声均质肿块,边界清,肿块后方有超声衰减现象。

3. CT表现　直肠脂肪瘤表现为轮廓清晰,圆形或卵圆形的无蒂或有蒂肿块。

【鉴别诊断】

1. 直肠间质瘤　直肠间质瘤超声表现为中低回声,依靠超声的回声特征可鉴别二者。

2. 直肠癌　巨大脂肪瘤、病变广基底伴便血等症状时与恶性肿瘤难以鉴别。结合CT表现可轻易鉴别,直肠癌多表现为肠壁增厚,肠腔狭窄,增强后肠壁强化;脂肪瘤为良性病变,呈脂肪密度,增强无强化。

第八节　直肠阴道瘘

病例　女,46岁,主诉:确诊宫颈癌1年余。妇科查体阴道内可见血迹,宫颈约6 cm,质地硬,宫体活动可,无压痛。大肠X线钡剂灌肠造影正位显示直肠狭窄,边缘僵硬,扩张受限,直肠可见一瘘口影,对比剂从阴道流出(图6-13A);大肠X线钡剂灌肠造影侧位清晰显示病变(图6-13B)。横断位CT平扫显示直肠肠腔扩张,其内可见积液及少许气体影,直肠周围间隙模糊(图6-13C);矢状位静脉期CT清晰显示直肠与阴道的瘘口(图6-13D)。

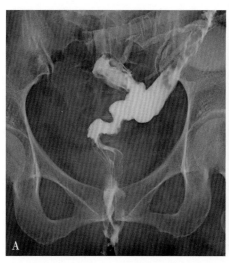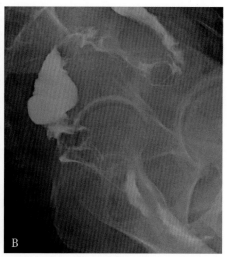

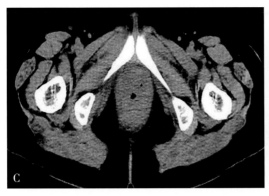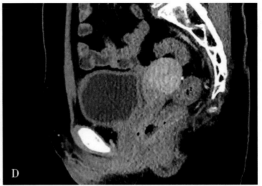

A.大肠X线钡剂灌肠造影正位图像;B.大肠X线钡剂灌肠造影侧位图像;C.横断位CT平扫图像;D.矢状位静脉期CT图像

图6-13　直肠阴道瘘X线及CT表现

诊断思路

46岁女性,以"确诊宫颈癌1年余"为主诉入院。妇科查体阴道内可见血迹,宫颈约6 cm,质地硬,宫体活动可,无压痛。腹部X线造影及CT扫描提示直肠肠腔扩张,其内可见积气、积液,考虑为良性病变。结合患者临床表现及查体,拟诊断为直肠阴道瘘。

临床要点

直肠阴道瘘(recto-vaginal fistula,RVF)是指阴道后壁和直肠前壁之间通过直肠-阴道隔上皮化的病理性交通。它与阴道中下段的后壁与腹膜下直肠的前壁相匹配,缺乏中膜。RVF很少见,发病率不到直肠瘘的5%。孕妇生产、克罗恩病和手术是引起RVF的最常见原因。

【影像学表现】

1.X线造影表现　X线造影是该病最简便的检查手段,表现为直肠内对比剂进入阴道。

2.CT表现　CT扫描及三维重建技术可以直接显示瘘管,在扫描前口服水溶性对比剂对瘘管的显示更加清晰,同时可以发现阴道及直肠瘘口。

3.MRI表现　MRI是显示直肠阴道瘘的主要影像学检查手段。瘘管的MRI表现取决于其内所含成分,T_2WI呈高信号(液体)或无信号(气体)或出现气液平面,阴道后壁及直肠前壁肌层信号连续性中断,增强扫描瘘管可出现管道状强化。

【鉴别诊断】

先天性肛门畸形:容易与婴幼儿直肠阴道瘘混淆,尤其是中间位畸形。有瘘者,其瘘管多开口于尿道球部、阴道下段或前庭部,表现为从尿道或阴道排便,可伴有泌尿生殖系统感染。在临床上,先天性肛门畸形患儿出生后会阴部无肛门或仅有一痕迹,并且无胎便排出。

参考文献

[1] 杨秀娟,罗江平,周智洋.MRI 对直肠海绵状血管瘤的临床应用价值[J].放射学实践杂志, 2021,36(1):94-97.

[2] 黄梦娜,高雪梅,程敬亮,等.直肠海绵状血管瘤一例[J].临床放射学杂志,2018,37(5):754-755.

[3] 刘永宁,廖木春,陈佩,等.结直肠海绵状血管瘤一例[J].海南医学杂志,2018,29(7): 1032-1033.

[4] 张志军,赵艳蕊.CT 和钡灌肠在原发性直肠淋巴瘤的诊断价值研究[J].北京医学,2021,43(8): 815-816.

[5] 曹平,原丽莉.直肠黏膜相关淋巴组织淋巴瘤 1 例[J].中国内镜杂志,2017,23(9):108-109.

[6] 莫超华,毛荣军,谢乐,等.结直肠黏膜平滑肌瘤 28 例临床病理学特征[J].临床与实验病理学杂志,2020,36(8):969-971.

[7] JIDEH B,YANG T,TURNER I. Rectal bleeding due to leiomyosarcoma[J]. Clin Gastroenterol Hepatol,2017,15(1):e1-e2.

[8] AVENDANO T L M,FLORES J A C. Leiomyosarcoma of the rectosigmoid junction,a case report[J]. Radiol Case Rep,2020,15(10):1887-1890.

[9] YOON H J,HYUN D W,HWANG S Y,et al. An unusual case of dedifferentiated leiomyosarcoma of the primary mesentery mimicking ovarian cancer[J]. Int J Clin Exp Pathol,2019,12(11): 4150-4155.

[10] PARK H J,KIM H J,PARK S H,et al. JOURNAL CLUB:primary anorectal melanoma:MRI findings and clinicopathologic correlations[J]. Ajr Am J Roentgenol,2018,211(2):W98-W108.

[11] 石万红,王峻峰,白建华,等.原发性肛管直肠恶性黑色素瘤 1 例报道并文献复习[J].中国现代医生杂志,2022,60(2):142-144.

[12] 曾艳,李理.肛管直肠恶性黑色素瘤的临床病理特点并文献复习[J].现代肿瘤医学杂志, 2021,29(16):2872-2876.

[13] MASTORAKI A,SCHIZAS D,NTELLA V,et al. Clinical evidence, diagnostic approach and challenging therapeutic modalities for malignant melanoma of theanorectum[J]. Anz J Surg,2021,91 (3):276-281.

[14] PATEL N,BARBIERI A,GIBSON J. Neuroendocrine tumors of the gastrointestinal tract and pancreas [J]. Aurgpathol Clin,2019,12(4):1021-1044.

[15] ANYFANTAKIS D,KARONA P,KASTANAKIS M. Rectal lipoma in an elderly male:a case report [J]. Cureus,2020,12(5):e8366.

[16] FERNANDES J, LIBÂNIO D, GIESTAS S, et al. Giant symptomatic rectal lipomaresected by endoscopic submucosal dissection[J]. Endoscopy,2018,50(3):e63-e64.

[17] SWAMINATHAN A,SATHIYASEKARAN M,PADANKATTI S,et al. A rare cause of rectovaginal fistula in early infancy:it is in the genes! [J]. J Indian Assoc Pediatr Surg,2021,26(6):442-444.

第七章　子宫内膜异位症

病例1　女,30岁,主诉:间断下腹痛、便血伴性交痛1年,经期延长9个月。查体:妇科检查左侧附件触及3 cm片状质硬结节,右侧触及3 cm片状质硬结节及5 cm囊肿。横断位CT平扫、横断位动脉期CT显示直肠中上段肠壁不规则偏心性增厚,可见一软组织影,增强后轻度强化(图7-1A、B);横断位动脉期CT显示宫颈处囊性低密度无强化影(图7-1C);冠状位动脉期CT显示左右附件区囊状无强化低密度影(图7-1D);横断位静脉期CT显示左右附件区及直肠病灶边界(图7-1E);矢状位动脉期、静脉期CT清晰显示直肠病灶,强化程度相似,均呈轻度强化(图7-1F、G)。直肠及双侧附件病变病理显示直肠子宫内膜异位症,双侧卵巢子宫内膜异位囊肿(图7-1H)。

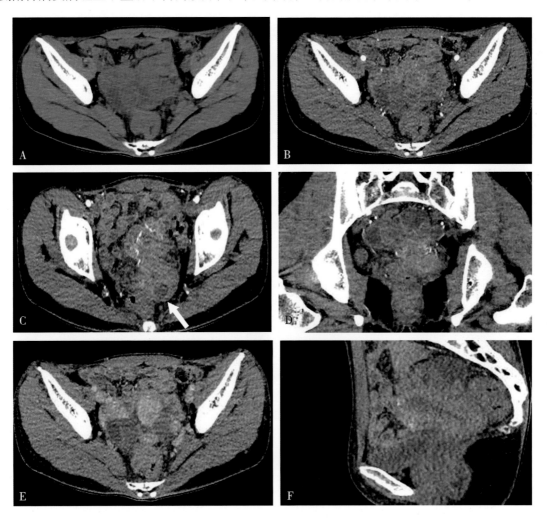

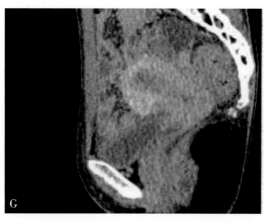
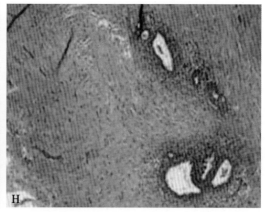

A. 横断位 CT 平扫图像；B、C. 横断位动脉期 CT 图像；D. 冠状位动脉期 CT 图像；E. 横断位静脉期 CT 图像；F. 矢状位动脉期 CT 图像；G. 矢状位静脉期 CT 图像；H. 病理图像

图 7-1　直肠子宫内膜异位症 CT 及病理表现

诊断思路

30 岁女性，为育龄期妇女，以"间断下腹痛、便血伴性交痛 1 年，经期延长 9 个月"为主诉入院。妇科检查于双侧附件区触及结节，考虑子宫内膜异位至附件。盆部 CT 扫描提示附件及直肠病变。结合患者的临床表现及典型影像特征，拟诊断为直肠子宫内膜异位症。

病例 2　女，39 岁，主诉：腹痛伴大便次数增多 4 年余。查体：腹部无压痛、反跳痛，腹部柔软、无包块。大肠 X 线气钡双重造影，直肠、乙状结肠、降结肠、横结肠、升结肠显影，盲肠可见一充盈缺损影，边缘僵硬，扩张受限（图 7-2A、B）。横断位 CT 平扫显示右下腹回盲部团片状肿物（图 7-2C）；横断位动脉期、静脉期 CT 显示肿物呈轻度不均匀强化（图 7-2D、E）；冠状位静脉期 CT 清晰显示病变（图 7-2F）。肠镜显示回盲部结节状隆起，黏膜表面光滑（图 7-2G）。病理显示回盲部子宫内膜异位（图 7-2H）。

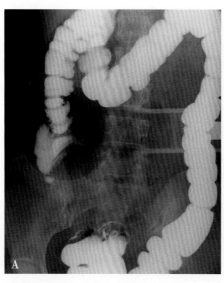
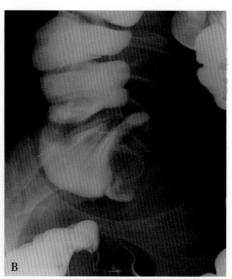

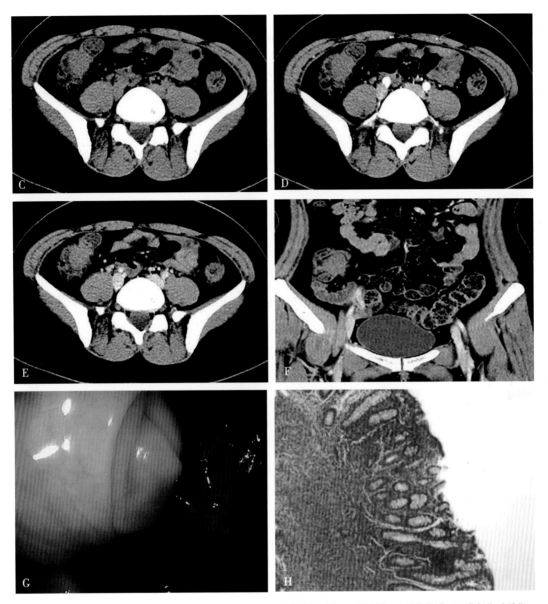

A. X 线气钡双重造影充盈相图像；B. X 线气钡双重造影黏膜相图像；C. 横断位 CT 平扫图像；D. 横断位动脉期 CT 图像；E. 横断位静脉期 CT 图像；F. 冠状位静脉期 CT 图像；G. 肠镜图像；H. 病理图像

图 7-2　回盲部子宫内膜异位症 X 线、CT、肠镜及病理表现

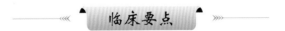 诊断思路

　　39 岁女性，为育龄期妇女，以"腹痛伴大便次数增多 4 年余"为主诉入院。查体腹部无压痛、反跳痛，腹部柔软、无包块。腹部 X 线及 CT 扫描提示回盲部占位。结合患者的影像特征及肠镜表现，考虑为良性病变，拟诊断为回盲部子宫内膜异位症。

临床要点

　　子宫内膜异位症是指具有生长活力的子宫内膜组织出现在子宫腔被覆以外的部位。本病多见于育龄期妇女,症状与月经周期关系密切,可能会出现随月经周围发作的痉挛性腹盆腔疼痛、便血、里急后重等,但大多数异位内膜肠道种植患者没有临床症状。子宫内膜异位症的 30% 发生在肠道,病灶常见的侵犯部位是直肠、乙状结肠交界及直肠子宫陷凹,肠道的其他部位也可有病灶种植,如乙状结肠、盲肠、阑尾和小肠等。子宫内膜异位症患者单凭临床症状难以诊断,虽病理检查是确诊的金标准,但该病灶多位于肠道浆膜层、肌层、黏膜下层,极少侵及肠壁黏膜层,外加病理检查取材多较表浅或次数单一,可造成检出阳性率较低,极易漏诊、误诊。

【影像学表现】

1.CT 表现　CT 可以显示子宫内膜异位症的病灶及其在肠壁的渗透程度。病灶多呈实性,平扫呈等密度,边界不光滑,增强扫描轻中度强化,但该检查对较小肿物的诊断有局限性。

2.超声表现　为诊断直肠子宫内膜异位症的一线检查方式。表现为跨越肠壁多个层次的占位性低回声,内部回声不匀,似见分隔,边界不清。

3.肠镜表现　病变部位黏膜有轻微或明显皱缩,偶见黏膜下暗紫色出血斑;异位内膜引起炎症和纤维增生所形成肿块多位于黏膜下,呈结节样隆起,多数表面黏膜光滑,少数表面糜烂、溃疡或伴出血。

4.MRI 表现　子宫内膜异位结节在 T_1 和 T_2 加权像上的信号与肌肉信号相似。当其穿透肠壁,肠管和结节之间的脂肪平面消失,是诊断固有肌层渗透的主要表现。黏膜受累很少见,可表现为隆起的跨壁肿块。有时子宫内膜异位灶在 T_1 和 T_2 加权像上显示为高信号斑点。

【鉴别诊断】

1.直肠恶性肿瘤　子宫内膜异位症在形态学上呈良性表现,但在临床行为学上具有类似恶性肿瘤的特点,如种植、侵袭及远处转移等,尤其是当患者症状与月经周期相关性不明显时,不易与直肠癌等肿瘤性疾病相鉴别而致误漏诊。检测免疫标记物 ER、PR、CD10、VIM 等为确诊方式。

2.炎性肠病　赖特综合征(Reiter syndrome,RS)累及肠黏膜时,肠镜活检病理因取材问题常被诊断为黏膜慢性炎症。炎性肠病在影像学上累及范围较广,结合临床表现有利于辨别。

参考文献

[1]李昌秀,黄婷.直肠子宫内膜异位症 1 例报道[J].医学信息杂志,2020,33(17):191-192.

[2]李丽娟,李淑莲,王景波,等.结直肠子宫内膜异位症误诊腺癌 2 例并文献复习[J].牡丹江医学院学报杂志,2019,40(4):85-87.

[3]BISCALDI E,BARRA F,FERRERO S. Magnetic resonance enema in rectosigmoid endometriosis[J]. Magn Reson Imaging Clin N Am,2020,28(1):89-104.

[4]FERRERO S,BARRA F,SCALA C,et al. Ultrasonography for bowel endometriosis[J]. Best Pract Res Clin Obstet Gynaecol,2021,71:38-50.

第八章　阑尾神经内分泌肿瘤

病例　女,66岁,主诉:发现腹部肿块,伴右下腹疼痛1月余。查体:右下腹可触及一大小约2 cm×2 cm肿物,质软,活动度好,有压痛。实验室检查:白细胞计数11.93×10⁹/L(↑),中性粒细胞绝对值10.78×10⁹/L(↑),C反应蛋白12.42 mg/L(↑),降钙素原0.089 ng/mL(↑)。横断位和冠状位CT平扫显示右下腹阑尾增粗并可见团块状软组织密度影,其内可见钙化灶,周围可见条片状渗出影(图8-1A、B);横断位和冠状位动脉期CT显示阑尾肿块呈明显强化,邻近肠管壁厚、浆膜面模糊、毛糙,周围脂肪间隙模糊并可见小淋巴结影(图8-1C、D);横断位和矢状位静脉期CT显示阑尾肿块持续强化(图8-1E、F)。超声检查,右下腹阑尾区探及一不均质低回声,范围约61 mm×33 mm,边界不清(图8-1G)。病理显示阑尾神经内分泌瘤G1级(图8-1H)。

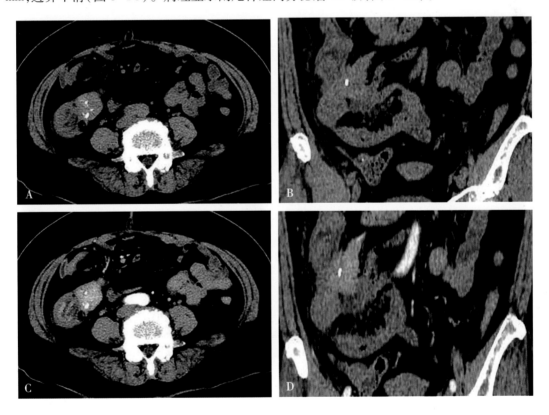

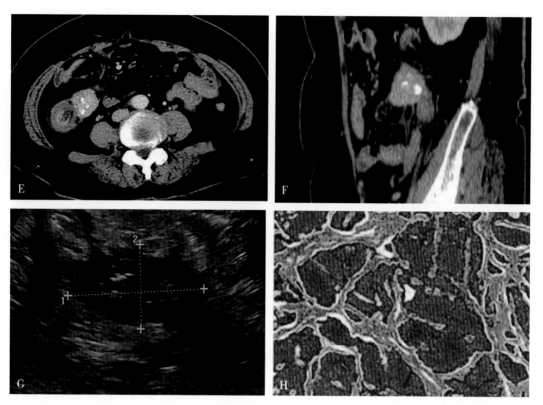

A.横断位 CT 平扫图像;B.冠状位 CT 平扫图像;C.横断位动脉期 CT 图像;D.冠状位动脉期 CT 图像;E.横断位静脉期 CT 图像;F.矢状位静脉期 CT 图像;G.超声图像;H.病理图像

图 8-1　阑尾神经内分泌肿瘤 CT、超声及病理表现

诊断思路

66 岁女性,以"发现腹部肿块,伴右下腹疼痛 1 月余"为主诉入院,查体右下腹可触及一大小约 2 cm×2 cm 肿物,活动度好,有压痛。实验室检查白细胞计数、中性粒细胞绝对值、C 反应蛋白、降钙素原升高。CT 征象显示盲肠及阑尾区域可见低密度渗出,阑尾增粗,分层强化,考虑为肿痛及炎症指标升高的原因。CT 主要征象为右下腹阑尾增粗并团块状软组织影,其内可见钙化灶,周围伴条片状渗出,增强阑尾肿块呈明显强化,且强化较均匀,诊断占位性病变证据充分,考虑为阑尾区域占位并阑尾炎。但定性困难,该病变主要征象是钙化征象及富血供,不符合阑尾黏液腺瘤或腺癌的影像学特征,需要考虑少见肿瘤可能,起源可能为神经、淋巴或肌源性等,具体病变包括神经内分泌肿瘤或炎性肌纤维母细胞瘤、淋巴瘤等可能,诊断需要结合病理学。最终病理确认为阑尾神经内分泌肿瘤 G1 级伴化脓性阑尾炎。

临床要点

阑尾神经内分泌肿瘤属于罕见肿瘤,却是阑尾恶性肿瘤中最多见的一种,占 30% ~ 80%,具有生长缓慢、低度恶性、高转移性等生物学特点。多发于青壮年,女性多于男性,多位于阑尾顶端,常表现为慢性腹痛,极少会出现类癌综合征,只有局部病变严重或广泛远处转移时可能出现腹痛、包块或肠梗阻等表现。本病具有其他神经内分泌肿瘤相似的免疫组化表型,如 CgA、Syn 和 CD56。

【影像学表现】

1. CT 表现　阑尾增粗,管径常≥2 cm,周围可见渗出,似炎性表现,因此常被误诊为阑尾炎、盲肠炎。增强检查后病变呈明显强化。

2. 超声表现　阑尾体积增大,呈不均质回声,内血流信号少。

本病影像学表现无特异性,其诊断主要依据病理及免疫组化检查。

【鉴别诊断】

1. 阑尾炎　二者临床表现及影像表现相似。术前要着重注意抗感染治疗对症状的缓解情况以及辅助检查提示阑尾的大小,急性单纯性阑尾炎的阑尾直径多<2 cm,阑尾神经内分泌肿瘤的阑尾直径多≥2 cm。

2. 阑尾黏液性肿瘤　临床症状为转移性右下腹疼痛。阑尾管径增宽呈囊状增大,呈圆形、椭圆形囊性包块,单房或多房分隔样改变;囊壁厚薄不均,可见多发斑点状、弧形及蛋壳样钙化,增强后囊壁呈不同程度的强化。

参考文献

[1] 刘佳,时佳宏,王琦美慧,等.超声诊断阑尾神经内分泌肿瘤1例[J].中国实验诊断学杂志,2016,20(9):1597.

[2] 陈莹莹,邱旭东,张国超,等.12例阑尾神经内分泌肿瘤的临床病理特点[J].中日友好医院学报杂志,2019,33(4):232-234.

[3] 江丹玲.阑尾神经内分泌肿瘤的诊治进展[J].罕少疾病杂志,2019,26(2):109-111.

[4] MORIS D,TSILIMIGRAS D I,VAGIOS S,et al. Neuroendocrine neoplasms of the appendix:a review of the literature[J]. Anticancer Res,2018,38(2):601-611.

CT 新技术篇

第九章 扫描方案

一、常规扫描方案

以 Revolution CT 为例。

1. 扫描范围　自膈顶扫描至耻骨联合下缘。

2. 扫描参数　管电压采用自动管电压选择技术(kV Assist)，通常采用 100~120 kVp，管电流采用自动管电流调制技术，电流范围设置为 50~500 mAs，噪声指数 NI 值为 10，探测器宽度为 80 mm，螺距 0.992∶1，球管转速：0.5 s/r，扫描层厚 5 mm，层间距 5 mm，重建层厚、层间距均为 0.625~1.250 mm。

3. 注射方案　增强扫描采用双筒高压注射器以 2.5~3.0 mL/s 的流速注射碘对比剂，剂量为 1.2 mL/kg，后以相同的流速注射生理盐水 20 mL。

4. 增强扫描　动脉期扫描时间采用自动扫描触发装置 Smart Prep 技术监测膈肌水平腹主动脉，监测阈值为 150 Hu，达到阈值后延迟 12 s 开始扫描，于动脉期 30 s 后行静脉期扫描。

二、能谱扫描方案

1. 扫描范围　自膈顶扫描至耻骨联合下缘。

2. 扫描参数　管电压为 80、140 kVp 瞬时高速切换，管电流采用 CT 能谱智能匹配技术(GSI Assist)，噪声指数 NI 值为 10，探测器宽度为 80 mm，可智能匹配患者扫描所需的转速、管电流；螺距 0.992∶1，扫描层厚 5 mm，层间距 5 mm，重建层厚、层间距均为 0.625~1.250 mm。

3. 注射方案　增强扫描采用双筒高压注射器以 2.5~3.0 mL/s 的流速注射碘对比剂，剂量为 1.2 mL/kg，后以相同的流速注射生理盐水 20 mL。

4. 增强扫描　动脉期扫描时间采用自动扫描触发装置 Smart Prep 技术监测膈肌水平腹主动脉，监测阈值为 100 Hu，达到阈值后延迟 12 s 开始扫描，于动脉期 30 s 后行静脉期扫描。

三、双能量扫描方案

1. 扫描范围　自膈顶扫描至耻骨联合下缘。

2. 扫描参数　采用两套球管螺旋扫描，管电压分别为 100-Sn150 kVp，采用智能管电压 CARE kV 联合智能管电流 CARE Dose 技术，根据患者的定位像自动选择合适的管电流范围，参考范围 80~350 mAs，转速 0.5 s/r，螺距 0.6∶1，重建图像层厚 1.00 mm，层间距 1.00 mm，图像采用 ADMIRE(Force 机型)迭代算法、Strength=3 重建或者采用 SAFIRE(Flash 机型或其他机型)迭代算法进行重建，同时自动分别重建低能级与高能级以及低能高能按混合比 0.6∶1 的混合双能量图像,可在西门子后处理工作站 Syngo. via 图像后处理软件利用 CT Dual-Eenergy 软件后处理模块进行双能量参数图像分析,包括单能量图像、碘密度值图、有原子序数图、有效原子序数融合图。

3. 注射方案　增强扫描采用双筒高压注射器以 2.5～3.0 mL/s 的流速注射碘对比剂,剂量为 1.2 mL/kg,后以相同的流速注射生理盐水 20 mL。

4. 增强扫描　动脉期扫描时间采用自动扫描触发装置 Smart Prep 技术监测膈肌水平腹主动脉,监测阈值为 100 Hu,达到阈值后延迟 12 s 开始扫描,于动脉期 30 s 后行静脉期扫描。

四、光谱扫描方案

1. 扫描范围　自膈顶扫描至耻骨联合下缘。

2. 扫描参数　管电压 120 kVp,管电流采用 DoseRight 自动管电流调节技术,DoseRight 指数 22,管电流范围设置为 100～400 mAs,探测器宽度为 40 mm,螺距 1.0,球管转速:0.5 s/r,扫描层厚 5 mm,层间距 5 mm,重建层厚、层间距均为 0.625～1.000 mm,自动生成相应光谱 SBI 数据。

3. 注射方案　增强扫描采用双筒高压注射器以 2.5～3.0 mL/s 的流速注射碘对比剂,剂量为 1.2 mL/kg,后以相同的流速注射生理盐水 20 mL。

4. 增强扫描　动脉期扫描时间采用自动扫描触发装置 Bolus Tracker 技术监测膈肌水平腹主动脉,监测阈值为 150 Hu,达到阈值后延迟 12 s 行动脉期扫描,达到阈值后延迟 42 s 行静脉期扫描。

参考文献

[1]石明国,高剑波.能谱 CT 在血管成像中的临床应用[J].中国医疗设备,2016(7):6-8.

[2]王晓霜,吕艺,韩芳,等.能谱 CT 在肿瘤中的应用研究进展[J].中国医学计算机成像杂志,2020,26(1):81-84.

[3]罗春材,李涛,杨立.双层探测器能谱 CT 的特点及临床应用[J].中国医疗设备,2021,36(7):176-173.

第十章　图像后处理及特点

一、能谱重建技术特点

(一)物质分离

经过高、低两组电压扫描的 X 线衰减的图像可以表达为两种基物质的密度图,这个过程就是物质分离(material separation)。任何结构或组织对 X 线的吸收都能通过两种基物质的吸收组合来表达。物质分离图像中的每一个体素反映了相应的物质密度信息,从物质密度图像上可以测量出每一个体素的密度,单位为 mg/mL。由此可见,能谱成像能够提供物质定量分析的能力。物质分离可以应用于以下几个方面。

1.增强识别能力　能谱 CT 成像通过碘水物质分离可以产生碘基物质密度图像,通过增强期强化碘基图上的碘汇聚能力可以敏感地识别病灶的含碘对比剂的浓度变化,从而提供病灶有无强化的准确的诊断信息,同时也增大了病灶与周围组织间的对比度,有助于提高小病灶的检测能力。

2.虚拟平扫　通过碘水分离后获得不含碘物质的水基图像,类似于常规平扫图像,可以用于判别病灶内是否有钙化,或用于展示泌尿系的结石,此技术的应用可以减少扫描次数,从而降低扫描辐射剂量。

3.碘钙分离　通过碘钙分离技术的应用,可以将含碘的对比剂和钙化灶区分开来,可以用于泌尿系结石的判别以及血管钙斑去除后管腔狭窄程度的评估等。

4.组织灌注成像　在 CT 增强图像上,通过测量碘基图像上的碘浓度可以定量测定病灶的摄碘量,有效反映组织器官的血流动力学状态。

5.放疗与化疗效果的评估　能谱 CT 成像不仅可以展示人体组织器官的形态学改变,还可以结合组织病理学研究,显示生物代谢的改变。通过测量肿瘤的碘含量反映放疗与化疗前后血供的变化和治疗的效果。

(二)单能量图像

能谱成像能够测量出物质的 X 线衰减系数,并进一步将这种衰减的变化转化为会产生同样衰减的两种物质密度。通过使用这两种物质的质量吸收系数随能量变化的关系和密度值,就能计算出感兴趣的物质在各个单能量点中对 X 线的吸收,从而实现单能量 CT 成像。单能量图像表示单一能量的 X 线光子照射物体所产生的图像,能够准确反映物质随 X 线能量的变化过程。通过最佳单能量水平的选择,可以获得比常规 CT 图像更高的图像质量、信噪比和对比度噪声比。单能量图像可以应用于以下几个方面。

1. 优化解剖结构 能谱 CT 成像可以提供 40～140 keV 值共 101 种单能量图像,通过调节 X 线能量水平(keV)可以获取组织结构显示的最佳对比度噪声比。

2. 去除伪影 能谱 CT 成像所产生的单能量图像消除了常规 CT 图像硬化伪影的弊端,能够在颅脑成像、颅内动脉瘤栓塞术后获得良好的成像效果,为临床提供有效信息。

3. 显示阴性结石 不同单能量水平下胆囊阴性结石显示的密度不同。随着能量水平的增高,结石的密度从低密度至等密度,再从等密度至高密度,这种密度变化方式有助于胆囊阴性结石的鉴别。

4. 图像融合 通过图像融合(image fusion)技术,可以将不同水平的单能量图像进行整合,重组出兼具不同水平单能量图像优点的图像,可以用于病灶的检测和细微结构的显示等,同时也不降低图像质量。

5. 血管优化成像(vascular optimized imaging) 不同于常规 CT 只能提供单一管电压下的混合能量图像,能谱 CT 成像可以提供 101 种 keV 的单能量图像。通过选择显示血管的最佳单能量图像,可以提高血管显示的对比度,很好地显示常规 CT 条件下显影不佳甚至未见显影的血管。

(三)能谱曲线

CT 成像可以显示不同病变和人体组织随 keV 变化而变化的 X 线衰减系数,从而产生反映不同病变和人体组织特征性的能谱曲线(spectral curve)。随着 keV 的变化,不同单能量图像间组织结构对比不同,不同组织结构和同一组织结构的不同细节均发生改变。能谱曲线反映了物质的能量衰减特性,从物理学角度来讲,每一种物质都具有其特有的能谱曲线,所以从医学的角度可推断出不同的能谱曲线代表的不同结构和病理类型。

(四)有效原子序数

有效原子序数(effective atomic number,Eff Z)是从原子序数中引申发展而来的一个概念。如果某元素对 X 线的质量衰减系数与某化合物或混合物的质量衰减系数相同,该元素的原子序数就是某化合物或混合物的有效原子序数。能谱 CT 的高压瞬切技术及独特的宝石探测器可以完美地消除线束影伪影,实现在原始数据空间层面进行物质解析,从而得到真实的物质 X 线衰减曲线,然后根据曲线上 70 keV 和 120 keV 上获得数值进行计算,可得到 Eff Z,可用于进行物质检测、鉴别及物质分离。

二、双能量重建技术特点

(一)单能谱图和能谱曲线

单能谱图(monoenergetic images)描述的是图像在不同的 keV 下的表现。能谱曲线是指某一感兴趣区域的衰减随光子能量的变化而发生改变的曲线。通过双能扫描,可以虚拟计算出物质在各个单能量下的 CT 值,从而生成单能谱图和能谱曲线。由于碘对比剂等高原子序数的物质对低能量的 X 光子的吸收能力强,所以在低能量的单能谱图中,对比剂增强的血管和病灶等组织拥有比普通单能扫描下更好的对比度,可以用来优化显示病灶。但是由于低能量的 X 光子穿透能力小,低能量单能谱图的图像噪声一般会比普通单能扫描要高。因此,使用单能谱强化病灶时,并不是 X 光子能量越低越好,而是需要根据病灶和发病部位的不同,选择合适的 keV 值来平衡对比度和噪声。而根据高能量 X 光子穿透能力强的特点,高能量单能谱图常被用来消除金属伪影。根据能谱曲线的曲线形态可以区分脂性物质和非脂性物质。能谱曲线的形态主要受到病灶内碘浓度的影响,所以能谱曲线能够在一定程度上反映病灶的增强状况。

(二)双能指数

双能指数(dual energy index,DEI)是一种较为直观的根据双能 CT 数据获取物质信息的方法。双能指数目前可用于分析非增强状态下的物质,主要是在扫描时间内较为稳定的物质。当有对比剂存在时,组织的双能指数会增大,且与对比剂浓度成正比。但是由于对比剂在人体内随血液流动,不同器官不同时间的对比剂浓度会一直改变,所以无法依靠一个确定数值或者阈值来进行鉴别。由于肿瘤在延迟期内对比剂的变化较慢,因此双能指数可用于鉴别肿瘤活性。

(三)双能量 CT 物质鉴别算法

双能量 CT 物质鉴别算法的基本原理就是根据不同物质在高低能量下衰减变化的不同来鉴别物质。双源 CT 系统从一次扫描中可以获得组织的高低千伏图像,并依此生成一个 CT 值二维图。双能量 CT 物质鉴别算法可以分离碘和骨、尿酸盐结石和非尿酸盐结石、肌腱和软骨等。要获得 CT 值二维图中不同分离物质的分割线的信息(即其斜率),可以事先通过离体试验和物理测定获得。

(四)双能量 CT 三物质分离算法

使用 CT 值二维图,不仅可以定性得鉴别物质,还可以准确地定量获得特定物质(对比剂)的浓度信息。所谓的三物质分离算法,就是假设组织由三种不同的物质组成,对于增强状态下的肝,假设其 CT 信号由软组织、脂肪和碘对比剂的信号组成;对于有肝铁沉积的肝,假设其平扫下的 CT 信号由软组织、脂肪和铁的信号组成;对于增强状态下的肺部,假设其 CT 信号由肺泡组织、空气和碘对比剂的信号组成。这样,三物质分离算法相对于两个基物质假设更加灵活,并且可以根据不同器官的实际情况来调整基物质的选择,提高计算的准确性。

三、光谱重建技术特点

(一)光谱基数据

光谱基数据(spectral base images,SBI)包含在重建光谱应用程序中任何光谱结果的光谱数据。SBI 允许即需即查任何光谱结果,无须在主机上重建单独的光谱序列。

(二)虚拟单能量图像

虚拟单能量图像(Mono E)相当于单一能量 X 线成像,能量范围为 40~200 keV,共 161 个能级,以 Hu 为单位。低能级图像可使碘对比剂及碘对比剂组织增强显示,高能级图像可减少体内金属异物、碘对比剂等的线束硬化伪影。

(三)碘密度图

碘密度图(iodine density)具有量化碘对比剂增强效果以及提高碘对比剂增强组织中碘的可视化效果,以 mg/mL 为单位。

(四)有效原子序数图

有效原子序数图(Z effective),利用 X 线的衰减可以对未知元素的原子序数进行计算,基于此原理,并对于不同组织以不同色阶染色,感兴趣区组织进行有效原子序数值的定量分析对比,提高组织显示可视化及定量参数。

(五)钙抑制图

钙抑制图(calcium suppression)基于对物质的识别和抑制,组织中的含钙体素被虚拟的 CT 值替代,无限接近于组织没有该衰减时的 CT 值。可以根据目标含钙量的多少选择合适的钙抑制指数 X,指数范围为 25 ~ 100。

(六)电子密度

电子密度(electron density)显示各体素多对应的电子密度的相对值分布图,以[% EDW]为单位,是和水的电子密度的比值。其测量结果乘以水的电子密度 3.34×10^{29} electrons/m^3 即为绝对电子密度值。临床应用于放疗规划、质子治疗、CT 诊断等。

(七)尿酸图

尿酸图(uric acid chart)基于对尿酸的识别,只显示含有尿酸的组织,不含尿酸的组织被替换为 -1024 Hu(显示为黑色)。

(八)去尿酸图

去尿酸图(uric acid removed chart)只显示不含尿酸的组织,与尿酸图形成互补。

(九)对比增强结构图

对比增强结构图(contrast-enhanced structures)显示所有含碘对比剂的软组织体素,与 70 keV 单能量图像保持一致。骨骼及钙化结构体素 CT 值等同于 -1 024 Hu(显示为黑色),帮助更好显示血管和管腔结构。

(十)碘去除图

碘去除图(iodine remove)显示所有不含碘对比剂的体素,与 70 keV 单能量图像保持一致。包含碘对比剂的体素 CT 值等同于 -1024 Hu(显示为黑色),帮助去除增强结构。

（十一）虚拟平扫图像

虚拟平扫图像将除碘化组织外的所有组织均以其原始 CT 值表示,碘化像素被识别,并被与其无对比剂增强的 CT 值尽可能类似的虚拟 CT 值所替换,从而生成类似于真实平扫的图像。以 Hu 为单位。

（十二）光谱曲线

光谱曲线是指(感兴趣区域的)CT 值,在单能量 40～200 keV 能量范围内变化的分布。曲线可显示感兴趣区域在每个能量水平下的衰减,以及在能量范围内的总体分布。每个感兴趣区都会用与感兴趣区颜色匹配的不同的色彩绘制。

（十三）直方图

直方图(histogram)默认显示感兴趣区域组织在单能量 40～200 keV 能量范围内的分布情况,X 轴显示 CT 值的范围,Y 轴显示频率。直方图支持任何光谱结果作为 X 轴来绘制显示。

（十四）散点图

散点图(scatter plot)显示感兴趣区域中两个变量的关系。感兴趣区域可绘制为任意两个不同光谱结果的一组对比值。据此生成的图显示为散射的点,每个点代表两个轴上的各一个值。

参考文献

[1]张家宙,黄桂雄,龙荣贵,等.宝石能谱 CT 的特点和临床应用[J].中国医学装备,2013,10(9):57-60.

[2]蒋娜,陈志民,方天舒,等.宝石能谱 CT 临床应用进展[J].中国老年学,2016(24):6319-6320.

[3]鲍丽君,刘斌.能谱 CT 成像的临床应用[J].安徽医科大学学报,2012,47(3):320-322.

[4]陈俐君,魏清顺,杨晓萍.能谱 CT 的临床应用进展[J].医疗卫生装备,2017,38(11):113-117.

[5]雷立昌,陈建宇.能谱 CT 的临床应用与研究进展[J].中国医学影像技术,2013,29(1):146-149.

[6]傅文悦.能谱 CT 临床应用进展[J].功能与分子医学影像学(电子版),2018,7(1):1404-1408.

[7]石明国,高剑波.能谱 CT 在血管成像中的临床应用[J].中国医疗设备,2016,31(7):6-8.

[8]王晓霜,吕艺,韩芳,等.能谱 CT 在肿瘤中的应用研究进展[J].中国医学计算机成像杂志,2020,26(1):81-84.

[9]罗春材,李涛,杨立.双层探测器能谱 CT 的特点及临床应用[J].中国医疗设备,2021,36(7):170-172.

[10]赵云松,张慧滔,赵星,等.双能谱 CT 的迭代重建模型及重建方法[J].电子学报,2014,42(4):666-667.

[11]于晓坤.双能 CT 的临床应用和进展[J].实用放射学杂志,2013,29(4):664-667.

［12］项里伟.双能 CT 的研究现状与发展趋势［J］.科技广场,2016,(9):87-90.

［13］王夷蕾,朱景雨,王韧坚,等.基于迭代算法的双源 CT 双能量单能谱成像技术在腹部血管的成像研究［J］.中国医学物理学杂志,2016,33(4):376-380.

［14］高洋.双能 CT 图像重建算法研究［D］.重庆:重庆大学,2012.

［15］田士峰,刘爱连.双能 CT 虚拟平扫进展及临床应用［J］.国际医学放射学杂志,2014,37(1):54-57.

［16］张宗军,卢光明.双源 CT 原理与临床应用［J］.医疗卫生装备,2007,28(10):57-58.

第十一章　病例呈现

病例1　患者,男,58岁,横结肠局部管壁增厚(腺癌)。传统增强CT图像,横结肠局部管壁稍增厚,增强强化明显(图11-1A、B)。40 keV单能量图像,可见病灶较邻近组织强化程度高(图11-1C、D)。有效原子序数图与增强CT融合图可能加碘对比剂在组织中的强化效果见图11-1E、F。结肠病变ROI光谱曲线图,紫色线为病灶曲线,蓝色线为正常实质曲线(图11-1G)。碘密度图与有效原子序数融合图(可增加碘对比剂在组织中的强化效果)见图11-1H。碘密度图与虚拟单能量融合图见图11-1I。

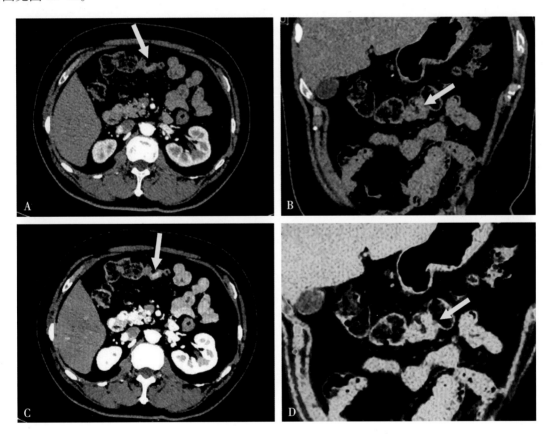

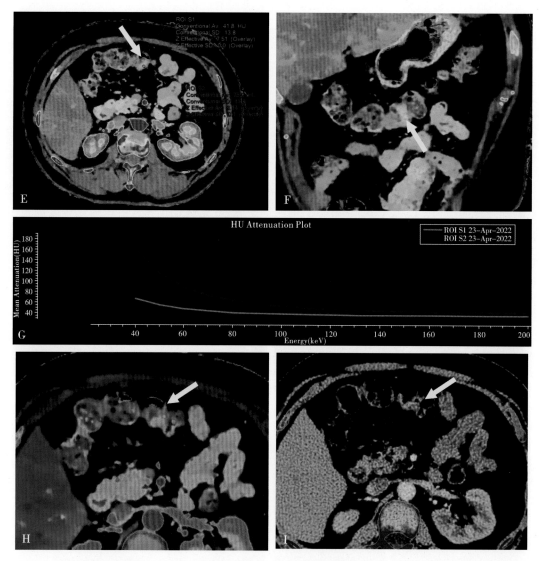

A、B.传统增强 CT 图像；C、D.40 keV 单能量图像；E、F.有效原子序数图与增强 CT 融合图；G.ROI 光谱曲线图；H.碘密度图与有效原子序数融合图；I.碘密度图与虚拟单能量融合图

图 11-1　结肠癌光谱 CT 表现

病例 2　患者,女,71 岁,升结肠局部、结直肠壁增厚,肠周渗出样变(腺瘤并结肠溃疡)。单能量图像与增强 CT 图像融合图,病变部位组织伪彩图与周围正常组织对比鲜明(图 11-2A、B)。能谱有效原子序数直方图及能谱曲线图见图 11-2C、D;物质分离图像(碘-水)及 ROI 分析见图 11-2E,自动获取能谱散点图见图 11-2F。

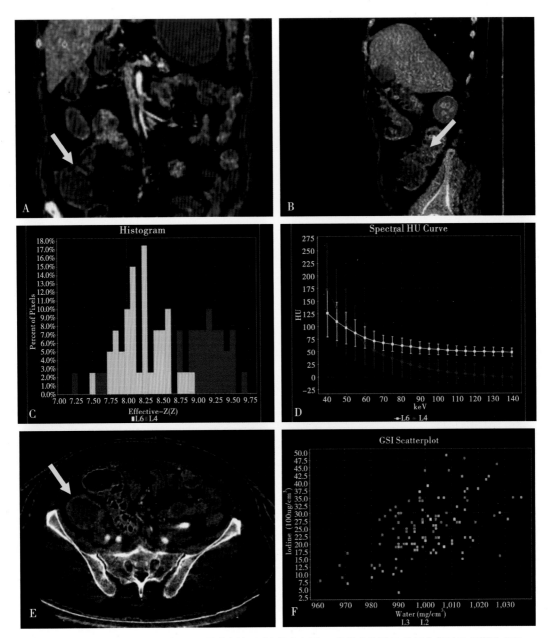

A、B.单能量图与增强 CT 图融合图;C.能谱有效原子序数直方图;D.能谱曲线图;E.物质分离图;F.能谱散点图

图 11-2 升结肠腺瘤及结肠溃疡能谱 CT 表现

病例3 患者,男,72 岁,结肠腺癌。传统 CT 图像见图 11-3A、B;有效原子序数图像,通过彩色编码显示病变部位组织与周围组织对比,明显可见肠壁增厚(图 11-3C、D);单能量图像 ROI 分析及自动获取能谱曲线见图 11-3E、F。

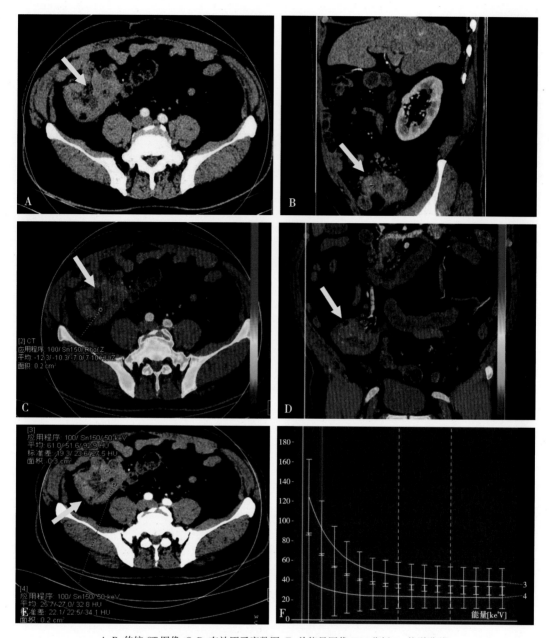

A、B. 传统 CT 图像；C、D. 有效原子序数图；E. 单能量图像 ROI 分析；F. 能谱曲线

图 11-3　结肠癌双源 CT 表现

　　病例 4　患者,男,55 岁,直肠局部管壁增厚。55 keV 单能量图像,可见局部管壁稍增厚,增强强化明显,由于与周围正常组织的对比增加使病变部位表现突出,提高病灶的检出率(图 11-4A ~ C);轴位,单能量图像与有效原子序数融合图像,病变部位组织伪彩图与周围组织对比鲜明(图 11-4D)。物质分离图像(碘-水)见图 11-4E。物质分离图像(水-碘)见图 11-4F。对单能量图像与有效原子序数融合图像进行 ROI 分析,获得能谱曲线图(图 11-4G)与直方图(图 11-4H)。

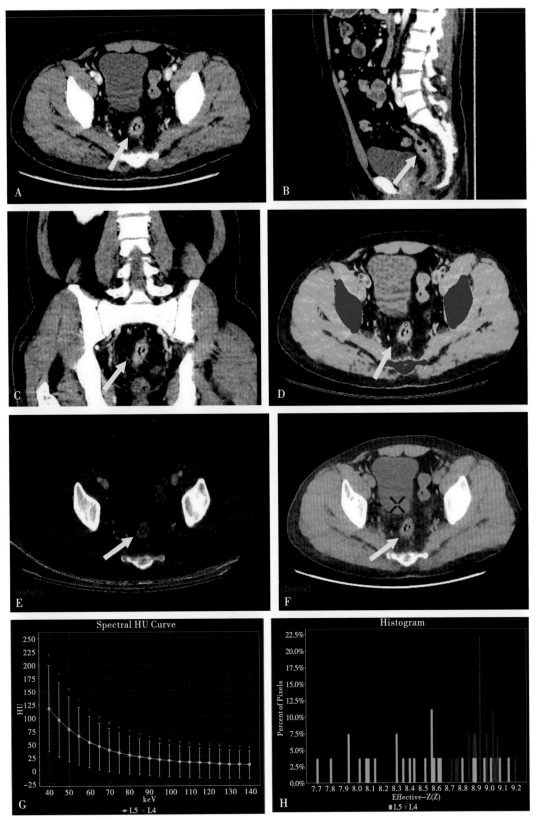

A～C. 单能量图像；D. 单能量与有效原子序数融合图；E. 物质分离图（碘-水）；F. 物质分离图（水-碘）；G. 能谱曲线图；H. 能谱直方图

图 11-4　直肠占位能谱 CT 表现

病例 5 患者,女,68 岁,直肠下段占位(鳞状细胞癌)。55 keV 单能量图像,可见局部管壁稍增厚,增强强化明显,由于与周围正常组织的对比增加使病变部位表现突出,提高病灶的检出率(图 11-5A、B);轴位,单能量图像与有效原子序数融合图像,病变部位组织伪彩图与周围组织对比鲜明(图 11-5C);进行 ROI 分析,获得物质分离散点图(图 11-5D);物质分离图像(碘-水)见图 11-5E;物质分离图像(水-碘)见图 11-5F 时;物质分离图像(水-碘)进行 ROI 分析,获得能谱曲线图(图 11-5G)与直方图(图 11-5H)。

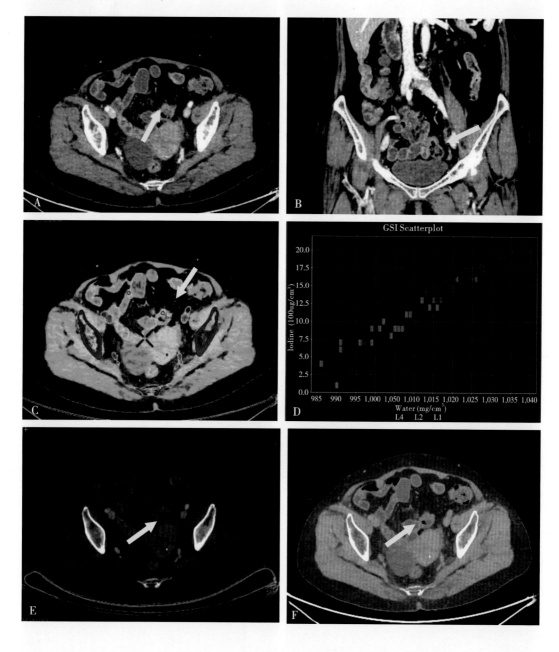

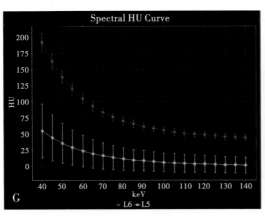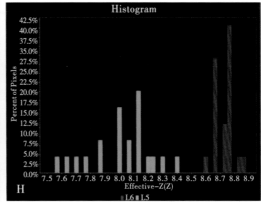

A、B. 单能量图像；C. 单能量图像与有效原子序数融合图；D. ROI 分析图；E. 物质分离图（碘–水）；F. 物质分离图（水–碘）；G. 能谱曲线图；H. 直方图

图 11–5　直肠癌能谱 CT 表现

病例 6　患者，男，72 岁，结肠腺癌。传统 CT 图像，直肠管腔增厚，增强见强化（图 11–6A）；横断位虚拟平扫融合图像，使增强图像去除碘的影响（图 11–6B）；有效原子序数图像，通过彩色编码显示病变部位组织与周围组织对比，明显可见肠壁增厚（图 11–6C、D）；单能量图像 ROI 分析，自动获取能谱曲线（图 11–6E、F）。

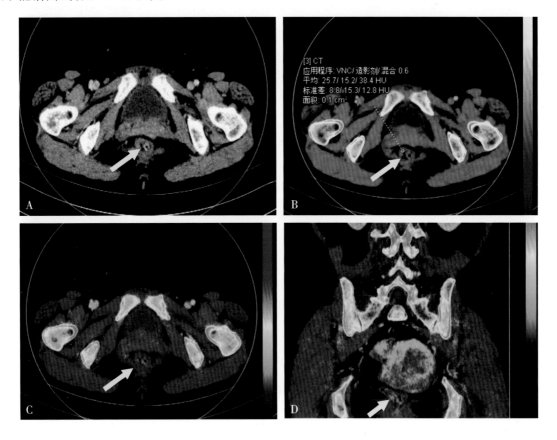

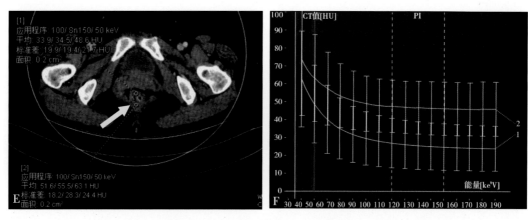

A. 传统 CT 图；B. 去碘图；C、D. 有效原子序数图；E. 单能量图像 ROI 分析；F. 能谱曲线

图 11-6　直肠癌双源 CT 表现

病例 7　患者,女,48 岁,升结肠占位。传统 CT 图像,可见食管中下段壁增厚,中度强化(图 11-7A、B);40 keV 单能量图像,病变组织与正常组织的对比增加(图 11-7C);40 keV 单能量图像与有效原子序数融合图见图 11-7D;横断位、冠状位有效原子序数图,病变部位组织伪彩图与周围正常组织对比鲜明(图 11-7E、F),进行光谱 ROI 物质分析获取光谱曲线(图 11-7G)。

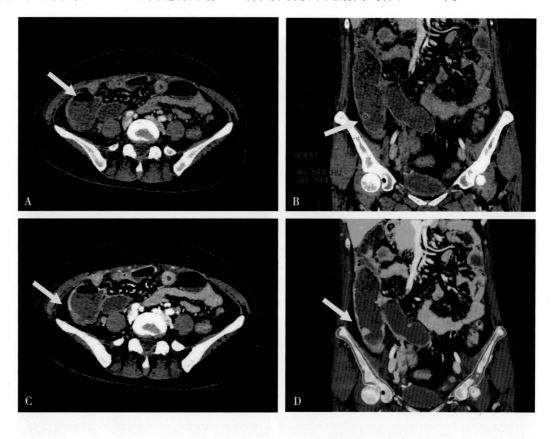

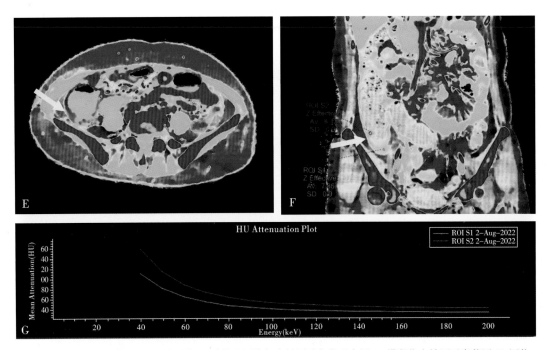

A、B. 传统 CT 图像；C. 单能量图像；D. 单能量图像与有效原子序数融合图；E. 横断位有效原子序数图；F. 冠状位有效原子序数图；G. 光谱曲线图

图 11-7 升结肠占位光谱 CT 表现

参考文献

［1］高洋. 双能 CT 图像重建算法研究［D］. 重庆：重庆大学，2012.

［2］田士峰，刘爱连. 双能 CT 虚拟平扫进展及临床应用［J］. 国际医学放射学杂志，2014，37（1）：54-57.

［3］张宗军，卢光明. 双源 CT 原理与临床应用［J］. 医疗卫生装备，2007，28（10）：57-58.